MIRKO JUNIORS MORALES RAMÍREZ

Norma técnica de salud de gestión y manejo de residuos sólidos

MIRKO JUNIORS MORALES RAMÍREZ

Norma técnica de salud de gestión y manejo de residuos sólidos

Aplicación y cumplimiento en establecimientos de salud

Editorial Académica Española

Imprint

Cover image: www.ingimage.com

Publisher:
Editorial Académica Española
is a trademark of
Dodo Books Indian Ocean Ltd. and OmniScriptum S.R.L publishing group

120 High Road, East Finchley, London, N2 9ED, United Kingdom
Str. Armeneasca 28/1, office 1, Chisinau MD-2012, Republic of Moldova, Europe
Printed at: see last page
ISBN: 978-3-8484-5436-5

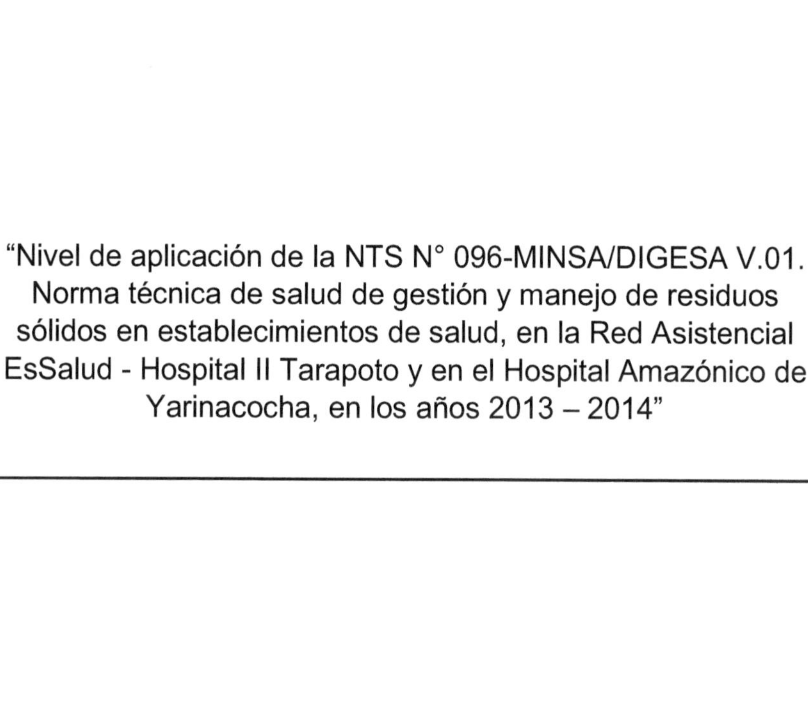

"Nivel de aplicación de la NTS N° 096-MINSA/DIGESA V.01. Norma técnica de salud de gestión y manejo de residuos sólidos en establecimientos de salud, en la Red Asistencial EsSalud - Hospital II Tarapoto y en el Hospital Amazónico de Yarinacocha, en los años 2013 – 2014"

TESISTA: Abg. MIRKO JUNIORS MORALES RAMÍREZ

ASESOR: Dr. JESUS ALCIBÍADES MOROTE MESCUA

DEDICATORIA

A mis padres Leonardo y Milena,

por su apoyo incondicional en estos años.

AGRADECIMIENTO

A la Escuela de Posgrado de la Universidad Nacional de Ucayali.

Al Dr. Jesús Alcibíades Morote Mescua, por su asesoría en la investigación y por sus enseñanzas desde las aulas universitarias.

A la Dra. Elena Alván Cárdenas -Directora Ejecutiva- y al Lic. Juan Manuel Ríos Valles -Jefe de la Unidad de Epidemiologia y Salud Ambiental- del Hospital Amazónico de Yarinacocha, por brindar las facilidades en la ejecución de la investigación.

Al Dr. David Gonzales Vega –Director- y al Obst. Juan Carlos Herrera Vásquez -Jefe de la Unidad de Inteligencia Sanitaria- de la Red Asistencial EsSalud – Hospital II Tarapoto, por brindar las facilidades en la ejecución de la investigación.

Al Dr. Mauro López Bardales y a la Dra. Jacky Mathews por sus sugerencias en la redacción del proyecto de investigación.

RESUMEN

La investigación denominada "Aplicación de la NTS N° 096-MINSA/DIGESA V.01. Norma técnica de salud de gestión y manejo de residuos sólidos en establecimientos de salud, en la Red Asistencial EsSalud - Hospital II Tarapoto y en el Hospital Amazónico de Yarinacocha, en los años 2013 – 2014" nace de la inquietud de estudiar el problema de la gestión y manejo de residuos hospitalarios, para ello el objetivo pasa por evaluar y comparar el nivel de aplicación de la NTS N° 096-MINSA/DIGESA V.01. en los citados establecimiento de salud durante el periodo de 2 años consecutivos (2013 y 2014); para alcanzar ello se utilizó el diseño descriptivo comparativo, obteniendo como principal resultado que el % de incumplimiento de la NTS N° 096MINSA/DIGESA V.01 en la Red Asistencial ESSALUD - Hospital II Tarapoto es de 76,265% y en el Hospital Amazónico de Yarinacocha es de 77,275%; por lo que de la ejecución de la investigación se concluye que en ambos establecimiento de salud existió una inadecuada gestión y manejo de los residuos sólidos hospitalarios.

Palabras clave: Residuos hospitalarios, gestión de residuos, manejo de residuos, establecimiento de salud.

ABSTRACT

The investigation called "Application of NTS No. 096-MINSA / DIGESA V.01. Technical health standard for solid waste management and management in health facilities, in the EsSalud Health Care Network - Hospital II Tarapoto and at the Yarinacocha Amazon Hospital, in the years 2013 - 2014 "arises from the concern to study the problem of Management and management of hospital waste. For this purpose, the objective is to evaluate and compare the level of application of NTS N ° 096-MINSA / DIGESA V.01. In the aforementioned health establishment during the period of 2 consecutive years (2013 and 2014); To achieve this, the comparative descriptive design was used, obtaining as main result that the% of non-compliance of NTS No. 096-MINSA / DIGESA V.01 in the ESSALUD - Hospital II Tarapoto Network is 76,265% and in the Hospital Amazónico Of Yarinacocha is 77,275%; So that from the execution of the investigation it is concluded that in both health facilities there was an inadequate management and management of solid hospital waste.

Keywords: Hospital waste, waste management, waste handling, health establishment.

INTRODUCCIÓN

En nuestro país actualmente sólo se cuenta con seis (06) rellenos de seguridad autorizados (Ministerio del Ambiente, 2021), estos rellenos son los lugares de disposición final donde llegan los residuos hospitalarios; pero la falta de rellenos en nuestro país no es el único problema, sino también la inadecuada gestión y manejo de estos residuos generados en los diversos establecimientos de salud y servicios médicos de apoyo, tanto públicos como privados a nivel nacional.

Ante ello, para abordar esta problemática el gobierno peruano aprobó en el año 2012 la Norma Técnica de Salud (en adelante, NTS) N° 096-MINSA/DIGESA V.01. - Norma Técnica de Salud de Gestión y Manejo de Residuos Sólidos en Establecimientos de Salud y Servicios Médicos de Apoyo (en adelante, norma), a través de la Resolución Ministerial N° 554-2012/MINSA (derogada a la fecha), la cual ha sido analizada como marco legal por encontrarse vigente en el tiempo de la investigación; no obstante, cabe precisar que en el año 2018 se aprobó la NTS N° 144-MINSA/2018/DIGESA - Norma Técnica de Salud: Gestión Integral y Manejo de Residuos Sólidos en Establecimientos de Salud, Servicios Médicos de Apoyo y Centros de Investigación, a través de la Resolución Ministerial N° 1295-2018/MINSA (vigente), a la cual nos referiremos en las consideraciones finales para precisar los principales cambios normativos.

Pero al respecto no hay muchas investigaciones que nos demuestren si se está aplicando adecuadamente esta norma, o que identifiquen que aspecto se están incumpliendo, para mejorar el sistema de gestión, cabe precisar que Cecilia

Cifuentes (2008) en su trabajo de Investigación titulado: "Gestión ambiental de residuos sólidos hospitalarios del Hospital Cayetano Heredia" - Universidad Nacional Mayor de San Marcos – Perú, concluyó que a ese año se evidenciaba una falta de gestión ambiental adecuada, enfocada principalmente en una política ambiental de la institución, el manejo de los residuos sólidos hospitalarios, y la capacitación del personal; ante ello demostró que existía incumplimiento de la legislación ambiental aplicable y vigente en ese entonces, y sobre todo falta de compromisos ambientales por parte de los interesados.

Ante ello, siendo que el región Ucayali y en la región San Martin los principales nosocomios no cuentan con un relleno de seguridad para disponer adecuadamente sus residuos; y siendo que se ha documentado en medios periodísticos escritos y televisivos que el Hospital Amazónico de Yarinacocha desecha una parte de sus residuos hospitalarios a la Laguna de Yarinacocha, y la otra parte de residuos hospitalarios es transportada por personal de la Municipalidad Distrital de Yarinacocha al botadero de la Provincia de Coronel Portillo; y que el personal de la Red Asistencial EsSalud - Hospital II Tarapoto traslada sus residuos hospitalarios al botadero de la Provincia de San Martin (Yacucatina) inclusive en ambulancia del mismo nosocomio; nace la inquietud de estudiar este problema a fin de conocer cómo fue el nivel de aplicación de la NTS N° 096-MINSA/DIGESA V.01. en la Red Asistencial EsSalud - Hospital II Tarapoto y en el Hospital Amazónico de Yarinacocha durante los años 2013 – 2014.

Lo que se pretende demostrar con esta investigación es la siguiente hipótesis: NO se realizó apropiadamente actividades técnicas administrativas y operativas en la Red Asistencial EsSalud - Hospital II Tarapoto y en el Hospital Amazónico de

Yarinacocha, en los años 2013 – 2014, ENTONCES NO se está cumpliendo con aplicar la NTS N° 096-MINSA/DIGESA V.01, POR LO QUE la gestión y manejo de residuos sólidos hospitalario es inadecuada. Para ello el objetivo de la investigación pasa por evaluar y comparar el nivel de aplicación de la NTS N° 096-MINSA/DIGESA V.01. en los citados establecimientos de salud durante el periodo de 2 años consecutivos (2013 y 2014).

A fin de lograr ello, se utilizó el diseño descriptivo comparativo, aplicando las técnicas de análisis de documentos, entrevista y la observación, obteniendo como principal resultado que el % de cumplimiento de la NTS N° 096 MINSA/DIGESA V.01 en la Red Asistencial ESSALUD - Hospital II Tarapoto es de 23,735% y en el Hospital Amazónico de Yarinacocha es de 22,725%; y que el % de incumplimiento de la NTS N° 096-MINSA/DIGESA V.01 en la Red Asistencial ESSALUD - Hospital II Tarapoto es de 76,265% y en el Hospital Amazónico de Yarinacocha es de 77,275%; por lo que en ambos establecimiento de salud existió una INADECUADA gestión y manejo de los residuos sólidos hospitalarios.

ÍNDICE

H.- Implementación de equipos y materiales en los servicios generadores de residuos sólidos hospitalarios

I.- Evaluación en el área de servicio y/o unidades generadoras de residuos sólidos hospitalarios

J.- Manifiesto de manejo de residuos sólidos Peligrosos

K.- Declaración anual de residuos sólidos Hospitalarios

4.1.1.2.- Manejo de residuos sólidos hospitalarios

A.- Acondicionamiento

B.- Segregación y Almacenamiento Primario

C.- Almacenamiento intermedio

D.- Transporte interno

E.- Almacenamiento final

F.- Tratamiento

G.- Recolección externa (transporte externo)

H.- Disposición final

4.1.2.- Análisis del nivel de aplicación de la Norma Técnica de Salud N° 096 - MINSA/DIGESA-V 01 en el Hospital Amazónico de Yarinacocha, durante el año 2013 y 2014

4.1.2.1.- Análisis del nivel de aplicación de la Norma Técnica de Salud N° 096 – MINSA /DIGESA-V 01 en el Hospital Amazónico de Yarinacocha, durante el año 2013

4.1.2.2.- Análisis del nivel de aplicación de la Norma Técnica de Salud N° 096 – MINSA /DIGESA-V 01 en el Hospital Amazónico de Yarinacocha, durante el año 2014

4.1.2.3.- Situación del nivel de aplicación de la Norma Técnica de Salud N° 096 – MINSA /DIGESA-V 01 en el Hospital Amazónico de Yarinacocha, durante el año 2013 y 2014

4.2 Respecto a la Red Asistencial EsSalud - Hospital II Tarapoto

4.2.1.- Aplicación de la Norma Técnica de Salud N° 096 - MINSA/DIGESA-V 01 en la Red Asistencial EsSalud - Hospital II Tarapoto, durante el año 2013 y 2014

4.2.1.1.- Gestión de residuos sólidos hospitalarios

A.- Diagnostico situacional de residuos sólidos hospitalarios

B.- Identificación de servicios y/o unidades generadoras de residuos sólidos hospitalarios

C.- Caracterización de residuos sólidos hospitalarios generados por servicios

D.- Comité de gestión y manejo de residuos sólidos hospitalarios

E.- Unidad responsable del manejo de residuos sólidos hospitalarios

F.- Plan de gestión y manejo de residuos sólidos hospitalarios

ÍNDICE DE TABLAS

Tabla 35
% del nivel de aplicación de la Norma Técnica de Salud N° 096 - MINSA/DIGESA-V 01 en el Hospital Amazónico de Yarinacocha, durante el año 2013

Tabla 36
% del nivel de aplicación de la Norma Técnica de Salud N° 096 - MINSA/DIGESA-V 01 en el Hospital Amazónico de Yarinacocha, durante el año 2014

Tabla 37
Situación del nivel de aplicación de la Norma Técnica de Salud N° 096 - MINSA/DIGESA-V 01 en el Hospital Amazónico de Yarinacocha, durante el año 2013 y 2014

Tabla 38
% del nivel de aplicación de la Norma Técnica de Salud N° 096 - MINSA/DIGESA-V 01 en el Hospital Amazónico de Yarinacocha, durante el año 2013 y 2014

Tabla 39
Servicios generadores de residuos sólidos en la Red Asistencial EsSalud - Hospital II Tarapoto, durante el año 2013 y 2014

Tabla 40
Tipos de residuos generados por servicio brindado en la Red Asistencial EsSalud - Hospital II Tarapoto, durante el año 2013 y 2014

Tabla 41
Capacitaciones al personal por parte de la Red Asistencial EsSalud - Hospital II Tarapoto, durante el año 2013 y 2014

Tabla 50

% del nivel de aplicación de la Norma Técnica de Salud
N° 096 - MINSA/DIGESA-V 01 en la Red Asistencial EsSalud
- Hospital II Tarapoto, durante el año 2013

Tabla 51

% del nivel de aplicación de la Norma Técnica de Salud
N° 096 - MINSA/DIGESA-V 01 en la Red Asistencial EsSalud
- Hospital II Tarapoto, durante el año 2014

Tabla 52

Situación del nivel de aplicación de la Norma Técnica de Salud
N° 096 - MINSA/DIGESA-V 01 en la Red Asistencial EsSalud
- Hospital II Tarapoto, durante el año 2013 y 2014

Tabla 53

% del nivel de aplicación de la Norma Técnica de Salud
N° 096 - MINSA/DIGESA-V 01 en la Red Asistencial EsSalud
- Hospital II Tarapoto, durante el año 2013 y 2014

Tabla 54

Comparación del nivel de aplicación de la Norma Técnica de Salud
N° 096 - MINSA/DIGESA-V 01 durante el periodo 2013 y 2014
en el Hospital Amazónico de Yarinacocha y en la Red Asistencial
EsSalud - Hospital II Tarapoto

Tabla 55

Comparación del % del nivel de aplicación de la Norma Técnica de
Salud N° 096 - MINSA/DIGESA-V 01 durante el periodo 2013
y 2014 en el Hospital Amazónico de Yarinacocha y en la Red
Asistencial EsSalud - Hospital II Tarapoto

Tabla 56

Contrastación de la hipótesis general

ÍNDICE DE FIGURAS

Figura 9

Existencia de la unidad responsable del manejo de residuos sólidos en el Hospital Amazónico de Yarinacocha, durante el año 2013 y 2014

Figura 10

Aprobación del plan de gestión y manejo de residuos sólidos del Hospital Amazónico de Yarinacocha, durante el año 2013 y 2014

Figura 11

Realización de capacitaciones al personal por parte del Hospital Amazónico de Yarinacocha, durante el año 2013 y 2014

Figura 12

Implementación de equipos y materiales en los servicios generadores de residuos sólidos por parte del Hospital Amazónico de Yarinacocha, durante el año 2013 y 2014

Figura 13

Evaluación en el área de servicio y/o unidades generadoras de residuos sólidos por parte del Hospital Amazónico de Yarinacocha, durante el año 2013 y 2014

Figura 14

Remisión de manifiestos de manejo de residuos sólidos peligrosos por parte del Hospital Amazónico de Yarinacocha, durante el año 2013 y 2014

Figura 15

Elaboración y remisión de declaración anual de residuos sólidos por parte del Hospital Amazónico de Yarinacocha, durante el año 2013 y 2014

Figura 16

Cumplimiento de la fase de acondicionamiento en el Hospital Amazónico de Yarinacocha, durante el año 2013 y 2014

Figura 17

Cumplimiento de la fase de segregación y almacenamiento primario en el Hospital Amazónico de Yarinacocha, durante el año 2013 y 2014

Figura 18

Cumplimiento de la fase de almacenamiento intermedio en el Hospital Amazónico de Yarinacocha, durante el año 2013 y 2014

Figura 19

Cumplimiento de la fase de transporte interno en el Hospital Amazónico de Yarinacocha, durante el año 2013 y 2014

Figura 20

Existencia y empleabilidad del almacenamiento final en el Hospital Amazónico de Yarinacocha, durante el año 2013 y 2014

Figura 21

Realización de acciones de tratamiento en el Hospital Amazónico de Yarinacocha, durante el año 2013 y 2014

Figura 22

Ejecución del transporte externo de los residuos hospitalarios generados por el Hospital Amazónico de Yarinacocha, durante el año 2013 y 2014

Figura 23

Disposición final de los residuos hospitalarios generados por el Hospital Amazónico de Yarinacocha, durante el año 2013 y 2014

Figura 31
Existencia de la unidad responsable del manejo de residuos sólidos en la Red Asistencial EsSalud - Hospital II Tarapoto, durante el año 2013 y 2014

Figura 32
Aprobación del plan de gestión y manejo de residuos sólidos de la Red Asistencial EsSalud - Hospital II Tarapoto, durante el año 2013 y 2014

Figura 33
Realización de capacitaciones al personal por parte de la Red Asistencial EsSalud - Hospital II Tarapoto, durante el año 2013 y 2014

Figura 34
Implementación de equipos y materiales en los servicios generadores de residuos sólidos por parte de la Red Asistencial EsSalud - Hospital II Tarapoto, durante el año 2013 y 2014

Figura 35
Evaluación en el área de servicio y/o unidades generadoras de residuos sólidos por parte de la Red Asistencial EsSalud - Hospital II Tarapoto, durante el año 2013 y 2014

Figura 36
Remisión de manifiestos de manejo de residuos sólidos peligrosos por parte de la Red Asistencial EsSalud - Hospital II Tarapoto, durante el año 2013 y 2014

Figura 37
Elaboración y remisión de declaración anual de residuos sólidos por parte de la Red Asistencial EsSalud - Hospital II Tarapoto, durante el año 2013 y 2014

ÍNDICE DE ANEXO

CAPÍTULO I

EL PROBLEMA DE INVESTIGACIÓN

1.1 DESCRIPCIÓN DEL PROBLEMA

Nuestro país cuenta a la fecha con 4 rellenos de seguridad autorizados por el Ministerio de Salud, estos rellenos son los lugares de disposición final para los residuos hospitalarios, pero la falta de estos en nuestro país no es el único problema, *sino también la adecuada gestión y manejo de estos residuos generados en los diversos establecimientos de salud* (en adelante EE.SS.) *y servicios médicos de apoyo* (en adelante SMA), *tanto públicos como privados a nivel nacional.*

En la región Ucayali y en la región San Martin los principales nosocomios no cuentan con un relleno de seguridad en su localidad para disponer adecuadamente sus residuos; además de que presentan serios problemas internos en la gestión y manejo de sus residuos, tantos comunes como hospitalarios.

Se ha documentado en medios periodísticos escritos y televisivos que el Hospital Amazónico de Yarinacocha desecha una parte de sus residuos hospitalarios a la Laguna de Yarinacocha, y la otra es transportada por personal de la Municipalidad Distrital de Yarinacocha al botadero de la Provincia de Coronel Portillo. Al respecto[1], en el año 2013, el Portal Web

---

[1] http://naturalpress.la/se-confirma-contaminacion-del-lago-peruano-yarinacocha/
Publicación: 16 de julio del 2013.
Visitado el día 12/12/14

Natural Press presentó el titular "Se confirma contaminación del lago peruano Yarinacocha", indicando: Basado en un informe de la Administración Local de Agua de Pucallpa, la Autoridad Nacional del Agua -ANA- confirmó el grave estado de contaminación del lago peruano Yarinacocha, ubicado en la provincia de Coronel Portillo -Ucayali-, como consecuencia del arrojo de residuos sólidos hospitalarios en ese lugar. Especialistas de la subdirección de Gestión de Calidad de los Recursos Hídricos de dicho organismo, constataron la presencia de material orgánico e inorgánico especialmente de basura en la zona. Además se informó que el espejo de agua se encuentra seriamente afectado por residuos sólidos y aguas residuales sin tratamiento lo que altera la biodiversidad. Ante esta situación, se cursó una notificación a la dirección del Hospital Amazónico de Yarinacocha, con el fin de que informe sobre las acciones que se vienen realizando para la disposición final de los residuos hospitalarios. También se remitió una notificación a la municipalidad del distrito para que proceda a recoger los residuos que se encuentran en los puntos inspeccionados. La inspección se realizó conjuntamente con la Primera Fiscalía Especializada en materia ambiental del distrito fiscal de Ucayali; la División Policial de Turismo y Medio Ambiente de Pucallpa; y la Dirección Ejecutiva de Salud Ambiental de Ucayali, (DESA) de la Dirección Regional de Ucayali.

Respecto a la Red Asistencial EsSalud - Hospital II Tarapoto se ha documentado en medios periodísticos escritos y televisivos que el personal de la entidad traslada sus residuos hospitalarios al botadero de la Provincia de San Martin (Yacucatina) inclusive empleando las ambulancias del mismo nosocomio. Al respecto la Defensoría del Pueblo (2015) a través de su Nota de Prensa N°063/OCII/DP/2015 advierte inadecuado manejo de residuos sólidos hospitalarios en la Provincia de San Martín, señalando:

1. Durante una supervisión defensorial realizada en los últimos días del mes de marzo (2015) a cuatro centros de salud de los distritos y centros poblados más alejados de la localidad de Tarapoto, se advirtió deficiencias significativas en el manejo y disposición final de los residuos sólidos generados, así como en la administración y el control de calidad del agua que se consume en los referidos centros de atención.
2. "Se detectó que la disposición final de los residuos biocontaminantes, tales como jeringas, gasas con sangre, entre otros, se estaba realizando en pozos ubicados en la parte trasera de los centros de salud. En uno de ellos, la presencia de papeles y otros, eran quemados a cielo abierto, lo cual representa un peligro para la salud de los ciudadanos y un daño para el medio ambiente", indicó Santiago Tamay Silva, Coordinador de la Defensoría del Pueblo en Tarapoto al dar cuenta de los resultados de la supervisión realizada en marzo del 2015. Agregó que los centros de salud ubicados en Chazuta, Chipurana y Yarina no cuentan con un Plan de Manejo de Residuos Sólidos, ni con un registro de los residuos generados, como lo indica la Norma Técnica de Salud N° 096-MINSA/DIGESA V.01.
3. De los cuatro centros de salud visitados, solo uno, el centro de salud del distrito de Huimbayoc, tenía conocimiento de la existencia de la Norma Técnica de Salud N° 096-MINSA/DIGESA V.01., vigente desde el 2012, que tiene como fin prevenir, controlar y minimizar riesgos sanitarios y ocupacionales, así como el impacto negativo a la salud y el ambiente.

Para afrontar ello, el Estado Peruano ha emitido la NTS N° 096-MINSA/DIGESA V.01. Norma técnica de salud de gestión y manejo de residuos sólidos en establecimientos de salud, para su estricto cumplimiento por parte del establecimiento de salud (todos los niveles y categorías) a nivel nacional, la misma que guarda relación con la Ley Nº 27314 - Ley General de Residuos Sólidos (respecto a la atención de residuos sólidos domiciliarios), y que tiene concordancia con la constitución política del Perú respecto al derecho fundamental señalado en el artículo 2 inciso 22 que indica: "Derecho fundamental el ambiente sano y saludable", así mismo guarda relación con la Ley General del Ambiente - Ley N° 28611, y como también con la Ley Orgánica de Municipalidades – Ley N° 27972 en su artículo 73.

Por lo que al ser parámetros naciones que deben ser cumplidos nace la interrogante.

1.2 FORMULACIÓN DEL PROBLEMA

1.2.1 PROBLEMA GENERAL

¿Cuál es el nivel de aplicación de la NTS N° 096-MINSA/DIGESA V.01. Norma técnica de salud de gestión y manejo de residuos sólidos en establecimientos de salud, en la Red Asistencial EsSalud - Hospital II Tarapoto y en el Hospital Amazónico de Yarinacocha, en los años 2013 – 2014?

1.2.2 PROBLEMAS ESPECÍFICOS

1. ¿La Red Asistencial EsSalud - Hospital II Tarapoto ha realizado actividades técnicas administrativas en los años 2013 – 2014 para una adecuada gestión de residuos sólidos hospitalarios?
2. ¿El Hospital Amazónico de Yarinacocha ha realizado actividades técnicas administrativas en los años 2013 – 2014 para una adecuada gestión de residuos sólidos hospitalarios?
3. ¿La Red Asistencial EsSalud - Hospital II Tarapoto ha realizado actividades técnicas operativas en los años 2013 – 2014 para el manejo de los residuos sólidos hospitalarios desde su generación hasta la disposición final?
4. ¿El Hospital Amazónico de Yarinacocha ha realizado actividades técnicas operativas en los años 2013 – 2014 para el manejo de los residuos sólidos hospitalarios desde su generación hasta la disposición final?

1.3 OBJETIVOS

1.3.1 OBJETIVO GENERAL

Evaluar y comparar el nivel de aplicación de la NTS N° 096-MINSA/DIGESA V.01. Norma técnica de salud de gestión y manejo de residuos sólidos en establecimientos de salud, en la Red Asistencial EsSalud - Hospital II Tarapoto y en el Hospital Amazónico de Yarinacocha, en los años 2013 – 2014.

1.3.2 OBJETIVOS ESPECÍFICOS

1. Verificar si la Red Asistencial EsSalud - Hospital II Tarapoto ha realizado actividades técnicas administrativas en los años 2013 – 2014 para una adecuada gestión de residuos sólidos hospitalarios.
2. Verificar si el Hospital Amazónico de Yarinacocha ha realizado actividades técnicas administrativas en los años 2013 – 2014 para una adecuada gestión de residuos sólidos hospitalarios.
3. Analizar las actividades técnicas operativas realizadas por la Red Asistencial EsSalud - Hospital II en los años 2013 – 2014 respecto al manejo de los residuos sólidos hospitalarios desde su generación hasta la disposición final.
4. Analizar las actividades técnicas operativas realizadas por el Hospital Amazónico de Yarinacocha en los años 2013 – 2014 respecto al manejo de los residuos sólidos hospitalarios desde su generación hasta la disposición final.

1.4 HIPOTESIS

1.4.1 HIPÓTESIS DE INVESTIGACIÓN

NO se realizó apropiadamente actividades técnicas administrativas y operativas en la Red Asistencial EsSalud - Hospital II Tarapoto y en el Hospital Amazónico de Yarinacocha, en los años 2013 – 2014 **ENTONCES NO** se está cumpliendo con aplicar la NTS N° 096-MINSA/DIGESA V.01 **POR LO QUE** la gestión y manejo de residuos sólidos hospitalario es inadecuada.

1.4.2 HIPÓTESIS NULA

SI se realizó apropiadamente actividades técnicas administrativas y operativas en la Red Asistencial EsSalud - Hospital II Tarapoto y en el Hospital Amazónico de Yarinacocha, en los años 2013 – 2014 **ENTONCES** se está cumpliendo con aplicar la NTS N° 096-MINSA/DIGESA V.01 **POR LO QUE** la gestión y manejo de residuos sólidos hospitalario es adecuada.

1.5 VARIABLES

1.5.1 VARIABLE INDEPENDIENTE

Gestión de residuos sólidos en establecimientos de salud

INDICADORES

- o Diagnostico situacional de residuos sólidos hospitalarios
- o Identificación de servicios y/o unidades generadoras de residuos sólidos hospitalarios
- o Caracterización de residuos sólidos hospitalarios generados por servicios
- o Comité de gestión y manejo de residuos sólidos hospitalarios
- o Unidad responsable del manejo de residuos sólidos hospitalarios
- o Plan de gestión y manejo de residuos sólidos hospitalarios

- Capacitación al personal
- Implementación de equipos y materiales en los servicios generadores de residuos sólidos hospitalarios
- Evaluación en el área de servicio y/o unidades generadoras de residuos sólidos hospitalarios
- Manifiesto de manejo de residuos sólidos peligrosos
- Declaración anual de residuos sólidos hospitalarios

1.5.2 VARIABLE INDEPENDIENTE

Manejo de residuos sólidos en establecimientos de salud

INDICADORES

- Acondicionamiento
- Segregación
- Almacenamiento Primario
- Almacenamiento Intermedio
- Transporte Interno
- Almacenamiento Final
- Tratamiento
- Recolección Externa (Transporte Externo)
- Disposición final

1.5.3 OPERACIONALIZACION DE VARIABLE

Variables	Definición Conceptual	Definición Operacional	Dimensiones	Indicadores	Escala de Medición
Gestión de residuos sólidos en establecimientos de salud	Toda actividad técnica administrativa, de planificación, coordinación, concertación, diseño, aplicación y evaluación de políticas, estrategias, planes y programas de acción de manejo apropiado de los residuos sólidos en establecimientos de salud del ámbito nacional, regional y local.	La primera variable se midió a través de la revisión documental (pedido de información) , y una entrevista.	Fase previa	Diagnostico situacional de residuos sólidos hospitalarios	Nominal
				Identificación de servicios y/o unidades generadoras de residuos sólidos hospitalarios	Nominal
				Caracterización de residuos sólidos hospitalarios generados por servicios	Nominal
			Fase de implementación	Comité de gestión y manejo de residuos sólidos hospitalarios	Nominal
				Unidad responsable del manejo de residuos sólidos hospitalarios	Nominal
				Plan de gestión y manejo de residuos sólidos hospitalarios	Nominal
			Fase de ejecución	Capacitación al personal	Nominal
				Implementación de equipos y materiales en los servicios generadores de residuos sólidos hospitalarios	Nominal
			Fase de evaluación	Evaluación en el área de servicio y/o unidades generadoras de residuos sólidos hospitalarios	Nominal

				Manifiesto de manejo de residuos sólidos peligrosos	Nominal
				Declaración anual de residuos sólidos hospitalarios	Nominal
Manejo de residuos sólidos en establecimientos de salud	Toda actividad técnica operativa de residuos sólidos que involucre manipulación, acondicionamiento, transporte, transferencia, tratamiento, disposición final o cualquier otro procedimiento técnico operativo utilizado desde la generación hasta la disposición final.	La segunda variable se midió a través de la revisión documental (ficha de evaluación de manejo de residuos hospitalarios) y una entrevista.	Manejo interno	Acondiciona-miento	Nominal
				Segregación	Nominal
				Almacena-miento Primario	Nominal
				Almacena-miento Intermedio	Nominal
				Transporte Interno	Nominal
				Almacena-miento Final	Nominal
				Tratamiento	Nominal
			Manejo Externo	Recolección Externa (Transporte Externo)	Nominal
				Disposición final	Nominal

1.6 JUSTIFICACIÓN E IMPORTANCIA

1.6.1 JUSTIFICACIÓN

Las Implicancias de evaluar el nivel de aplicación de la NTS N° 096-MINSA/DIGESA V.01. Norma técnica de salud de gestión y manejo de residuos sólidos en establecimientos de salud, en la Red Asistencial EsSalud - Hospital II Tarapoto y en el Hospital Amazónico de Yarinacocha, en los años 2013 – 2014, conllevará a conocer como se ha venido trabajando en ese periodo, para poder adoptar desde sus resultados, en formas para mejorar el servicio, reducir la contaminación ambiental. Estas medidas pueden utilizarse como patrón en los demás Establecimientos de Salud a nivel nacional.

La investigación se realiza teniendo en consideración los procedimientos y matrices del sistema de investigación científica, empleando como instrumento de recolección de información: el pedido de información, la ficha de evaluación de manejo de residuos hospitalarios y el cuestionario, los cuales se encuentran validados y se ha determinado su vialidad.

1.6.2 IMPORTANCIA

Dará a conocer a la sociedad, como se ha venido aplicando la NTS N° 096-MINSA/DIGESA V.01. Norma técnica de salud de gestión y manejo de residuos sólidos en establecimientos de salud, en la Red Asistencial EsSalud - Hospital II Tarapoto y en el Hospital Amazónico de Yarinacocha, en los años 2013 – 2014.

Este estudio se puede considerar como una herramienta de evaluación de la Red Asistencial EsSalud - Hospital II Tarapoto y del Hospital Amazónico de Yarinacocha, en los años 2013 – 2014, respecto al estricto cumplimiento de la NTS N° 096-MINSA/DIGESA V.01.

Aporte como fuente de conocimiento y antecedente ya que finalmente los resultados obtenidos de esta investigación servirán como marco de referencia y de apertura para futuras investigaciones.

1.7 VIABILIDAD

El presente trabajo de investigación es viable debido que si se aplica adecuadamente la NTS N° 096-MINSA/DIGESA V.01. Norma técnica de salud de gestión y manejo de residuos sólidos en establecimientos de salud, en la Red Asistencial EsSalud - Hospital II Tarapoto y en el Hospital Amazónico de Yarinacocha, en los años posteriores a los del estudio, se estará contribuyendo a la disminución de contaminación ambiental en la jurisdicción territorial de la ciudad de Tarapoto y la ciudad de Yarinacocha, y sus regiones respectivas.

1.8 LIMITACIONES

No se presentó limitaciones en el presente trabajo de investigación, siendo accesible obtener la información respecto a la aplicación de la NTS N° 096-MINSA/DIGESA V.01. Norma técnica de salud de gestión y manejo de residuos sólidos en establecimientos de salud, en la Red Asistencial EsSalud - Hospital II Tarapoto y en el Hospital Amazónico de Yarinacocha.

CAPÍTULO II

MARCO TEÓRICO

2.1 ANTECEDENTES

2.1.1 A nivel internacional

Vela Saavedra, R., Coronel Alarcón, A., & Palomino Alvarado, G. del P. (2021). En su artículo *Disposición final de residuos sólidos hospitalarios* (Ciencia Latina Revista Científica Multidisciplinar), cuyo objetivo fue conocer las características de la disposición final de residuos sólidos hospitalarios empleando un enfoque cualitativo con el método de investigación descriptiva y de revisión sistemática de artículos nacionales e internacionales, concluyeron que de la revisión de los quince artículos científicos, sobre la disposición final de residuos sólidos, estos resaltan en su mayoría que el personal de salud y sobretodo los gestores de los servicios de salud desconocen la disposición final de residuos sólidos hospitalarios, y sobre su importancia, y que ello puede generar daño o afección a las personas y al ambiente por su alta contaminación. Es importante desarrollar competencias en los equipos de salud de la disposición final de residuos sólidos hospitalarios, a través de talleres sobre la segregación correcta de la fuente de desechos médicos, para facilitar la eficacia y seguridad, manejo, transporte, tratamiento y eliminación de residuos de los establecimientos de salud.

Adu, R. O., Gyasi, S. F., Essumang, D. K., & Otabil, K. B. (2020). En su artículo *Medical Waste-Sorting and Management Practices in Five Hospitals in Ghana* (Journal of Environmental and Public Health), empleando una metodología de estudio mixto transversal, obtuvo como resultado que es necesario un enfoque integrado de la gestión de los residuos sanitarios en Ghana, para transportar y eliminar los residuos, dado que entre el 80 y el 85 % de los desechos generados son comparables a los desechos domésticos; por lo tanto, concluyó que la incineración sigue siendo el método de moda de tratamiento en los hospitales de Ghana y, por lo tanto, se requirió un nuevo enfoque de ingeniería para minimizar sus efectos ambientales, recomendando capacitación periódica en el servicio, por lo que se deberá llevar a cabo talleres para el personal sanitario sobre la segregación correcta de la fuente de desechos médicos, con el fin de facilitar la eficacia y seguridad, manejo, transporte, tratamiento y eliminación de residuos de los establecimientos de salud.

Menezes, C. F., & Situba, N. D. Santos. (2020). En su artículo *Os resíduos sólidos hospitalares na cidade de Eirunepé - Amazonas* (Revista Monografias Ambientais), empleando una metodología de estudio descriptivo, obtuvo como resultado que el Hospital Regional Vinicius Conrado aún no ha creado su Plan de gestión de residuos sólidos hospitalarios. De este modo no pasa por un proceso de gestión adecuado, un hecho que pone en peligro la integridad física de las personas que trabajan con este desperdicio, concluyendo que la falta de un plan de gestión de residuos sólidos hospital implica de manera negativa en el manejo de estos residuos dentro y fuera de la unidad se concluye que los desechos sólidos hospitalarios de El hospital Eirunepé-AM está causando impactos ambientales y sociales en el municipio.

Navazeshkhah, F., Mousavi, S. A., Almasi, A., Amini, J., Moradi, P., & Janjani, H. (2019). En su artículo *Assessment of waste management status in educational hospitals affiliated with Kermanshah University of Medical Sciences* (Environmental Quality Management), empleando una metodología de estudio descriptivo analítico, obtuvo como resultado que uno de los hospitales logró el nivel máximo en términos del proceso de gestión de residuos y otro estaba en una situación desfavorable, mientras que otros hospitales requieren acciones correctiva; por lo tanto, concluyó que la mayoría de los hospitales tenían condiciones favorables para involucrar al personal en el proceso, gestión de residuos, no obstante, en cuanto a las condiciones de tratamiento de aguas residuales, la mayoría de los hospitales fueron puntuado como en situaciones inadecuadas, y esto indica una debilidad en estos hospitales, por lo que se recomendó que se deberá tomar medidas con respecto al control de supervisión para mejorar su situación de gestión de residuos hospitalarios.

Álvarez Carteño, P. (2008). *Crítica a la implementación de sanciones sobre el manejo de residuos biológicos infecciosos (Hospitalarios).* (Trabajo de grado, Universidad Latina). Concluye:

1. La mitad de los hospitales, clínicas, centros de salud, laboratorios, público y privados, han tenido irregularidades, administrativas

principalmente, en el manejo de residuos peligrosos biológicos – infecciosos, de acuerdo con las inspecciones que periódicamente realizan.

2. Sensibilizar y capacitar al personal implicado en el manejo de los residuos, fomentando la cultura del auto cuidado y la preservación del medio ambiente, desarrollando así un sistema de gestión ambiental y sanitario para el manejo adecuado de los residuos, colaborando en el mejoramiento de las condiciones del trabajo, salud y ambiente, para prevenir la ocurrencia de accidentes e incidentes.

Vergara Suarez, J. E. (2008). *Evaluación ambiental del manejo y técnicas de tratamiento de los residuos sólidos hospitalarios peligrosos.* (Trabajo de grado, Universidad de Sucre). Concluye:

1. El Hospital "Nuestra Señora de las Mercedes" no da un manejo técnico, sanitario y ambiental adecuado, al manejo de los residuos hospitalarios generados, pero existe interés por parte de la administración para cumplir con las normas.
2. Se advierten deficiencias en todas las etapas del manejo interno de los residuos hospitalarios, la segregación en la fuente, almacenamiento y disposición final de ciertos residuos Biosanitarios. Particularmente en la etapa de almacenamiento se incumplen algunas disposiciones legales y se obvian las prácticas adoptadas por el sector salud al utilizar un sitio inadecuado, mezclar residuos peligrosos y no peligrosos, no ejercer el debido control sobre el manejo y disposición de algunos residuos (biosanitarios), no brindar

las medias de seguridad adecuadas a personas que laboran en el lugar.

3. A consecuencia de esto, la Entidad pone en riesgo la salud de empleados, pacientes, visitantes y comunidad en general, afecta el medio ambiente y se expone a riesgos económicos relacionados con salud ocupacional y sanciones.

Cortés Giutta, R. (2004). *Cumplimiento normativo de la gestión del manejo de desechos sólidos hospitalarios en la Clínica de Jicaral de Puntarenas.* (Tesis de maestría, Universidad Estatal a Distancia). Concluye:

1. Se concluye de la presente investigación, que no se cumple al 100% la normativa de manejo desechos sólidos hospitalarios (DSH) en la Clínica de Jicaral. Son diferentes factores que inciden en esta problemática entre ello se encuentran la falta de una estructura organizativa definida la cual debe ser encabezada por la Dirección Médica quien será responsable de la seguridad del personal de salud.
2. Falta activación de la comisión de gestión de desechos sólidos hospitalarios quien recomendará y supervisará el cumplimiento de las normas del manejo de los DSH.
3. Falta capacitación al personal ya que esta es clave para garantizar una correcta ejecución diaria de las disposiciones vigentes, educación continua y un seguimiento e implementación del plan de manejos de desechos hospitalarios.

4. La comunidad se encuentra en un alto riesgo por la disposición final de los desechos sólidos hospitalarios de la Clínica de Jicaral, ya que estos son tirados a un botadero a cielo abierto colapsado, que en verano son quemados periódicamente y en invierno son enterrados. Convirtiéndose en un foco de contaminación, para los habitantes de la zona y en especial para los buzeadores del botadero.

2.1.2 A nivel nacional

Abarca Fernández, D., & Escobar-Mamani, F. (2018). En su artículo *Manejo de residuos sanitarios: un programa educativo del conocimiento a la práctica* (Revista de Investigaciones Altoandinas), cuyo objetivo fue determinar el impacto del programa educativo en los conocimientos y prácticas del manejo de residuos sólidos del personal de limpieza de Hospitales de referencia Puno- Perú, empleando un estudio de tipo cuasi-experimental con diseño pre y post test y teniendo como muestra a 44 trabajadores determinada por criterios de inclusión y exclusión. Obtuvo como resultados que el programa educativo mejoró los conocimientos en las diferentes etapas: en acondicionamiento de deficiente (97.73%) a bueno (63.64%); segregación/ almacenamiento primario y almacenamiento intermedio de deficiente (93.18%) a bueno 81.82% y 77.27% respectivamente; transporte interno de deficiente (95.45%) a bueno (70.45%); almacenamiento final de deficiente (100%) a bueno (50%); tratamiento de deficiente (68.18%) a bueno (95.45%); recolección y transporte externo de deficiente (75%) a bueno (65.91%); disposición final de deficiente (97.73%) a bueno (77.27%). Las prácticas mejoraron en las etapas de acondicionamiento de muy deficiente (83,72%) a aceptable (69.76%); almacenamiento intermedio de muy deficiente (95.35%) a aceptable (60,47%); recolección /transporte Interno de muy deficiente (100%) a aceptable (60.47%). Por tanto, el Programa educativo con el modelo andragógico es efectiva para mejorar los conocimientos y prácticas; demostrado con un nivel de significancia de p= 0.000.

Loayza Berrocal, L. A. & Nava Torres, C. A. (2012). *Impacto económico del tratamiento y gestión de los residuos sólidos producidos por el hospital militar central – lima.* (Tesis de maestría, Universidad Nacional de Ingeniería). Concluye:

1. Las medidas actuales de Tratamiento de los residuos sólidos no son las óptimas, recibiendo el calificativo de "bajo", especialmente en la determinación de la cantidad de residuos generados y el análisis cualitativo de la composición fisicoquímica de los mismos, no teniendo buenas condiciones de acondicionamiento, segregación, almacenamiento y recolección externa, obteniéndose un indicador económico desfavorable, VAN negativo de S/.376,474.83, mientras en la situación con proyecto el VAN resultante es positivo, S/.200,275.27.
2. El HMC no cumple con implementar las medidas de Gestión que dispone la Norma Técnica "Procedimientos para el Manejo de Residuos Sólidos Hospitalarios", aprobada por el MINSA en el año 2004, habiéndose estimado un VAN negativo de S/.70,249.33,

mientras en la situación con proyecto el VAN resultante es positivo, S/.17,217.88.

Cifuentes, C. (2008). *Gestión ambiental de residuos sólidos hospitalarios del Hospital Cayetano Heredia.* (Trabajo de grado, Universidad Nacional Mayor de San Marcos). Concluye:

1. Se evidencia la falta de una gestión ambiental adecuada que debe estar enfocada principalmente en:
    - Política Ambiental de la Institución
    - Manejo de los residuos sólidos hospitalarios, y,
    - Capacitación del personal.
2. Existe incumplimiento de la legislación ambiental aplicable, y,
3. Falta de compromisos ambientales voluntarios.

Aranibar Tapia, S. B. (1997). *Gestión ambiental de los residuos hospitalarios a nivel del área Metropolitana de Lima y Callao.* (Trabajo de grado, Universidad Nacional Mayor de San Marcos). Concluye:

1. La normatividad vinculada a los residuos sólidos es compleja y obsoleta, no está clara la definición de las responsabilidades de nivel central y local; mucho menos, a nivel sectorial (ministerial). Presenta aspectos que no concuerdan con la realidad económica, social y ambiental.
2. En los Establecimientos de Salud, el personal desconoce la legislación vinculada a los residuos hospitalarios.

3. En el país existe un número reducido de profesionales especialistas en residuos sólidos y hospitalarios, debido al poco interés en el tema.
4. En el país no se ha establecido los parámetros de control ambiental de los sistemas de tratamiento de residuos hospitalarios.

2.1.3 A nivel local

Rojas, Ivo & Pérez, David (2015). *Gerenciamiento de la contaminación por residuos sólidos hospitalarios para el control y minimización de riesgos sanitarios - Caso: Hospital Amazónico de Yarinacocha, 2013 – 2014*. (Trabajo de grado, Universidad Nacional de Ucayali). Concluye:

1. Se advierte que en la entidad no se brinda ningún tratamiento a los residuos sólidos biocontaminados, y que a la fecha no se cuenta con trituradores, ni con incinerador, no obstante se cuenta con un proyecto para la adquisición de autoclave con triturador.
2. Queda demostrado que no se ejecutó eficientemente la R.M. N°554-2012/MINSA en el Hospital Amazónico de Yarinacocha en los años 2013 y 2014, ya que existió deficiencias administrativas (gestión) y operativas (manejo) respecto a la atención que debió darse a los residuos hospitalarios, en consecuencia estas acciones han permitido la presencia de riesgos sanitarios para el personal (por la falta de equipos establecidos en la norma) y ambientales que conllevan afectar el derecho constitucional de los ciudadanos a un ambiente sano y equilibrado libre de contaminación.

3. Queda demostrado que no se ha conformado ni se ha aprobado por resolución el Comité de Gestión y Manejo de Residuos Sólidos Hospitalarios en los años 2013 y 2014, contando en su reemplazo con el Comité de Bioseguridad.
4. Queda demostrado que no se ha aprobado el Plan de Gestión y Manejo de Residuos Sólidos Hospitalarios de los años 2013 y 2014 a través de Resolución Directoral, pese a su elaboración por parte de la Unidad de Epidemiología Hospitalaria, a través del área de Salud Ambiental.

No existe trabajo alguno realizado en la Región San Martin respecto a esta temática, y con esta investigación se llenará ese vacío de información.

2.2 BASES TEORICAS

2.2.1 Residuos sólidos en establecimientos de salud

Como lo menciona la Organización Mundial de la Salud (OMS, 2015), "Las actividades de atención sanitaria protegen y restauran la salud y salvan vidas. Pero ¿qué ocurre con los desechos y subproductos que generan?".

Sobre ello "los desechos sanitarios proceden básicamente de: hospitales y otros establecimientos asistenciales; laboratorios y centros de investigación" (OMS, 2015).

Se determina que "de todos los desechos generados por las actividades sanitarias, aproximadamente un 80% corresponde a desechos comunes, semejantes a los residuos domésticos. El restante 20% se considera material peligroso que puede ser infeccioso, tóxico o radioactivo" (Organización Mundial de la Salud [OMS], s.f.).

> Los desechos de la atención sanitaria contienen microorganismos que pueden ser dañinos e infectar a pacientes de hospital, al personal sanitario y a la población en general. También hay otros posibles riesgos infecciosos, como la liberación al medio y la propagación de microorganismos fármacosrresistentes desde los establecimientos sanitarios. (OMS, s.f.)

> La falta de conciencia de los peligros que los desechos sanitarios pueden entrañar para la salud, la deficiente capacitación en gestión de desechos, la ausencia de sistemas de gestión y evacuación de residuos, la escasez de recursos humanos y económicos y la poca prioridad otorgada a esta cuestión figuran entre los problemas más frecuentemente asociados a los desechos sanitarios. Por otro lado, hay muchos países que carecen de una reglamentación adecuada en la materia o que, aun teniéndola, no la hacen cumplir. (OMS, 2015)

> Los países de ingresos elevados generan en promedio hasta 0,5 kg de desechos peligrosos por cama hospitalaria y día, mientras que en los de ingresos bajos ese promedio ronda los 0,2 kg. Sin embargo, en estos últimos países los desechos sanitarios peligrosos a menudo no se separan del resto de residuos, de modo que en la práctica su cantidad es mucho mayor. (OMS, 2015)

Al respecto "la gestión de los desechos sanitarios requiere una mayor atención y diligencia para eliminar la importante carga de morbilidad asociada a la mala práctica, incluida la exposición a agentes infecciosos y sustancias tóxicas" (OMS, 2015).

> Para mejorar la gestión de los desechos sanitarios hay que prestar atención a los siguientes elementos clave:
>
> - implantación de un sistema integral, que determine las responsabilidades, la asignación de recursos y los procesos de manipulación y evacuación de desechos. Se trata de un proceso a largo plazo que pasa por la introducción de mejoras graduales;
> - sensibilización acerca de los riesgos ligados a los desechos sanitarios y mejor conocimiento de las prácticas seguras y fiables; y
> - selección de métodos de gestión seguros y ecológicamente inocuos, a fin de proteger a las personas de todo peligro en

los procesos de recogida, manipulación, almacenaje, transporte, tratamiento o eliminación de desechos.

Para lograr una mejora a largo plazo y de carácter universal es indispensable el compromiso de los poderes públicos, aunque también se pueden adoptar medidas inmediatas a escala local. (OMS, 2015)

2.2.1.1 Definición de residuos sólidos hospitalarios

Los residuos de los establecimientos de atención de salud son aquellos residuos generados en los procesos y en las actividades para la atención e investigación médica en establecimientos como: hospitales, clínicas, centros y puestos de salud, laboratorios clínicos, consultorios, entre otros afines. Estos residuos se caracterizan por estar contaminados con agentes infecciosos o que pueden contener altas concentraciones de microorganismos que son de potencial peligro, tales como: agujas hipodérmicas, gasas, algodones, medios de cultivo, órganos patológicos, restos de comida, papeles, embalajes, material de laboratorio, entre otros (Ley 27314, 2000, Numeral 21 de la Décima disposición complementaria, transitoria y final).

"The term health-care waste includes all the waste generated within health-care facilities, research centres and laboratories related to medical procedures. In addition, it includes the same types of waste originating from minor and scattered sources, including waste produced in the course of health care undertaken in the home (e.g. home dialysis, self-administration of insulin, recuperative care)"[2] (OMS, 2014).

2.2.1.2 Clasificación de residuos sólidos hospitalarios

La Norma Técnica de Salud N° 096-MINSA/DIGESA V.01. (2012) señala: "Los residuos sólidos generados en los EESS y SMA se basan en su naturaleza y en sus riesgos asociados".

"Cualquier material del EESS o SMA tiene que considerarse residuo desde el momento en que se rechaza, o se usa, y sólo entonces puede empezar a hablarse de residuo, el mismo que puede tener un riesgo asociado" (Norma Técnica de Salud N° 096-MINSA/DIGESA V.01., 2012, Numeral 5.3 del art. 5).

La Norma Técnica de Salud N° 096-MINSA/DIGESA V.01. (2012) señala que los residuos sólidos hospitalarios se clasifican en tres categorías, Clase A: Residuos Biocontaminados, Clase B: Residuos Especiales, y Clase C: Residuos Comunes.

2.2.1.2.1 Clase A: Residuos Biocontaminados

Son aquellos residuos peligrosos generados en el proceso de la atención e investigación médica que están

---

[2] Traducción: El término desechos de atención sanitaria incluye todos los residuos generados en los centros de salud, centros de investigación y laboratorios relacionados con los procedimientos médicos. Además, incluye los mismos tipos de residuos procedentes de fuentes menores y dispersas, incluidos los residuos producidos en el curso de la asistencia sanitaria realizada en el hogar (por ejemplo, diálisis domiciliaria, autoadministración de insulina, tratamiento de recuperación). - https://www.google.com.pe/search?q=traductor&rlz=1C1CHZL_esPE743PE743&oq=traductor&aqs=chrome..69i57j69i59j0l4.1719j0j7&sourceid=chrome&ie=UTF-8

contaminados con agentes infecciosos, o que pueden contener concentraciones de microorganismos que son de potencial riesgo para la persona que entre en contacto con dichos residuos.

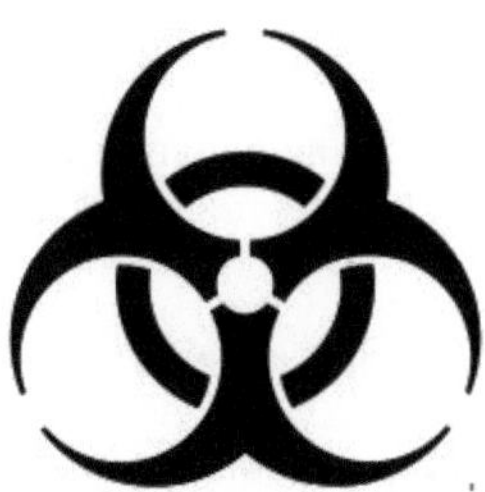

Figura 1. Símbolo Internacional de riesgo biológico. El término y su símbolo asociado se utilizan generalmente como advertencia, de modo que esas personas potencialmente expuestas a las sustancias lo sepan para tomar precauciones. Copyright 2012 por Norma Técnica de Salud N° 096-MINSA/DIGESA V.01.

Tabla 1: *Clasificación de residuos biocontaminados según origen*

Clase A: Residuos Biocontaminados	
Tipo A.1: De atención al Paciente	Residuos sólidos contaminados o en contacto con secreciones, excreciones y demás líquidos orgánicos provenientes de la atención de pacientes, incluyéndose los restos de alimentos y bebidas de los mismos. Incluye los residuos de la nutrición parenteral y enteral y los instrumentos médicos desechables utilizados.
Tipo A.2: Biológicos	Compuestos por cultivos, inóculos, muestras biológicas, mezcla de microorganismos y medios de cultivo inoculados provenientes del laboratorio clínico o de investigación, vacunas vencidas o inutilizadas, filtro de aspiradores de aire de áreas contaminadas por agentes infecciosos y cualquier residuo contaminado por

	agentes biológicos. Así mismo incluye productos biológicos vencidos, deteriorados o usados, a los que se les dio de baja según procedimiento administrativo vigente.
Tipo A.3: Bolsas conteniendo sangre humana y hemoderivados	Este grupo está constituido por materiales o bolsas con contenido de sangre humana, muestras de sangre para análisis, suero, plasma y otros subproductos o hemoderivados, con plazo de utilización vencida, o usadas.
Tipo A.4: Residuos Quirúrgicos y Anátomo-Patológicos	Compuesto por tejidos, órganos, placentas, piezas anatómicas, restos de fetos muertos, resultantes de procedimientos médicos, quirúrgicos y residuos sólidos contaminados con sangre, u otros.
Tipo A.5: Punzo cortantes	Compuestos por elementos punzo cortantes que estuvieron en contacto o no con pacientes o con agentes infecciosos. Incluyen agujas hipodérmicas, con jeringa o sin ella, pipetas, bisturís, placas de cultivo, agujas de sutura, catéteres con aguja, otros objetos de vidrios enteros o rotos u objetos cortos punzantes desechados, así como frascos de ampollas.
Tipo A.6: Animales contaminados	Se incluyen aquí los cadáveres o partes de animales inoculados, así como los utilizados en entrenamiento de cirugías y experimentación (centro antirrábico-centros especializados) expuestos a microorganismos patógenos o portadores de enfermedades infectocontagiosas; así como los lechos o residuos que hayan tenido contacto con estos.

Adaptado de la Norma Técnica de Salud N° 096-MINSA/DIGESA V.01. (2012).

2.2.1.2.2 Clase B: Residuos Especiales

Son aquellos residuos peligrosos generados en los EESS y SMA, con características físicas y químicas de potencial peligro por lo corrosivo, inflamable, tóxico, explosivo y reactivo para la persona expuesta.

Tabla 2: *Clasificación de residuos especiales*

Clase B: Residuos Especiales	
Tipo B.1: Residuos Químicos Peligrosos	Recipientes o materiales contaminados por sustancias o productos químicos con características tóxicas, corrosivas, inflamables, explosivos, reactivas, genotóxicos o mutagénicos; tales como productos farmacéuticos (quimioterápicos), productos químicos no utilizados; plaguicidas vencidos o no rotulados, solventes, ácidos y bases fuertes, ácido crómico (usado en limpieza de vidrios de laboratorio), mercurio de termómetros, soluciones para revelado de radiografías, aceites lubricantes usados, recipientes con derivados del petróleo, tonner, pilas, entre otros.
Tipo B.2: Residuos Farmacéuticos	Productos farmacéuticos parcialmente utilizados, deteriorados, vencidos o contaminados, o generados como resultado de la atención e investigación médica, que se encuentran en un EESS o SMA. En el caso de los medicamentos vencidos, se debe considerar el proceso administrativo de baja.
Tipo B.3: Residuos radioactivos	Compuesto por materiales radioactivos o contaminados con radioisótopos, provenientes de laboratorios de investigación química y biología; de laboratorios de análisis clínicos y servicios de medicina nuclear. Estos materiales son normalmente sólidos o pueden ser materiales contaminados por líquidos radioactivos (jeringas, papel absorbente, frascos, secreciones, entre otros). La autoridad Sanitaria Nacional que norma sobre estos residuos es el Instituto Peruano de Energía Nuclear (IPEN), y los EESS y SMMA deben ceñirse a sus normas.

Adaptado de la Norma Técnica de Salud N° 096-MINSA/DIGESA V.01. (2012).

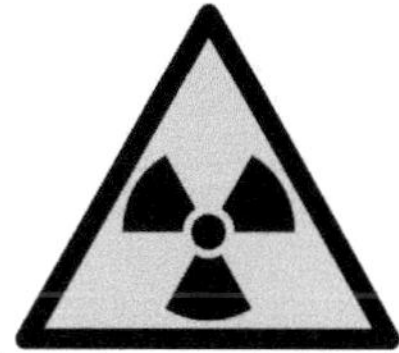

Figura 2. Símbolo Universal para material radiactivo. El símbolo que se utiliza para indicar la presencia de radiación es lo que se conoce como "trébol radiactivo", un círculo negro del que salen tres alas formando 120° entre sí sobre un fondo amarillo de forma triangular. Copyright 2012 por Norma Técnica de Salud N° 096-MINSA/DIGESA V.01.

2.2.1.2.3 Clase C: Residuos Comunes

Compuesto por todos los residuos que no se encuentran en ninguna de las categorías anteriores y que no han estado en contacto directo con el paciente. En esta categoría se incluyen, por ejemplo los residuos generados en la administración, aquellos provenientes de la limpieza de jardines, patios, áreas públicas, restos de la preparación de alimentos en la cocina y en general todo material que no puede clasificar en las categorías A y B.

Tabla 3: *Clasificación de residuos comunes*

Clase C: Residuos Comunes	
Tipo C1	Papeles de la parte administrativa, que no hayan estado en contacto directo con el paciente y que no se encuentren contaminados, cartón, cajas, insumos y otros generados por mantenimiento, que no cuenten con codificación patrimonial y son susceptibles de reciclaje.
Tipo C2	Vidrio, madera, plásticos, metales, otros que no hayan estado en contacto directo con el paciente y que no se encuentren contaminados, y son susceptibles de reciclaje.
Tipo C3	Restos de la preparación de alimentos en la

	cocina, de la limpieza de jardines, otros.

Adaptado de la Norma Técnica de Salud N° 096-MINSA/DIGESA V.01. (2012).

2.2.2 Gestión de residuos sólidos en establecimientos de salud

La Organización Mundial de la Salud (OMS, 2014) señala que “la gestión de desechos médicos (GDM) es un proceso destinado a garantizar la adecuada higiene y seguridad para los trabajadores y las comunidades de la salud de los hospitales”.

“El objetivo más importante consiste en garantizar la salud y la seguridad de los trabajadores de la salud y la comunidad local” (OMS, 2014).

> Incluye planificación y adquisición, construcción, conducta y capacitación de personal, uso adecuado de herramientas, máquinas y productos farmacéuticos, métodos apropiados de eliminación dentro y fuera del hospital y evaluación. Sus numerosas dimensiones requieren un enfoque más amplio que el punto de vista tradicional de especialistas en salud e ingeniería. (OMS, 2014)
>
> Poco a poco se ha comenzado a reconocer la necesidad de tener una GDM adecuada, ya que con ella se pueden lograr los objetivos siguientes:

- Ayudar a controlar las nosocomiales (infecciones que se adquieren en hospitales), complementando el efecto protectivo que tiene lavarse bien las manos;
- Reducir la exposición de la comunidad a bacterias resistentes a medicamentos múltiples;
- Disminuir drásticamente la transmisión del VIH/SIDA, hemointoxicaciones y la hepatitis a través de agujas sucias y otros artículos médicos eliminados o limpiados de manera inadecuada;
- Controlar la zoonosis (enfermedades transmitidas al hombre a través de insectos, aves, ratas y otros animales);
- Cortar los ciclos de infección;
- Abordar de manera fácil y eficaz en términos de costos los problemas de seguridad para los trabajadores de la salud, lo que incluye reducir el riesgo de sufrir pinchazos con agujas;
- Impedir el reenvasado y la reventa ilegales de agujas contaminadas;
- Evitar efectos negativos de largo plazo sobre la salud; por ejemplo, el cáncer, causado por las emisiones ambientales de sustancias tóxicas como las dioxinas, el mercurio y otras. (OMS, 2014)

Es por ello que "la gestión de desechos médicos es más eficaz cuando se emplean métodos adecuados en cada etapa, desde la planificación y adquisición hasta la eliminación" (OMS, 2014).

> El primer paso debería ser determinar cuáles son las opciones realistas para la GDM a la luz del presupuesto, la tecnología y las preferencias de la comunidad local. Se deben considerar diferentes aspectos de los desechos médicos al escoger la tecnología de tratamiento adecuada (como el volumen, la temperatura, si los desechos son líquidos o sólidos, peligrosos o infecciosos). Una vez que se inicia la adquisición, se debe capacitar al personal para trabajar dentro de un sistema de contabilidad, que incluye desde la separación correcta de los desechos, la etiquetación de todas las bolsas y recipientes, hasta el almacenamiento apropiado en cada punto del ciclo y el transporte y eliminación seguros de los desechos médicos. *Pero lo más importante es que el personal administrativo reciba capacitación para controlar las actividades en cada punto del ciclo y mantener las normas establecidas.* (OMS, 2014)

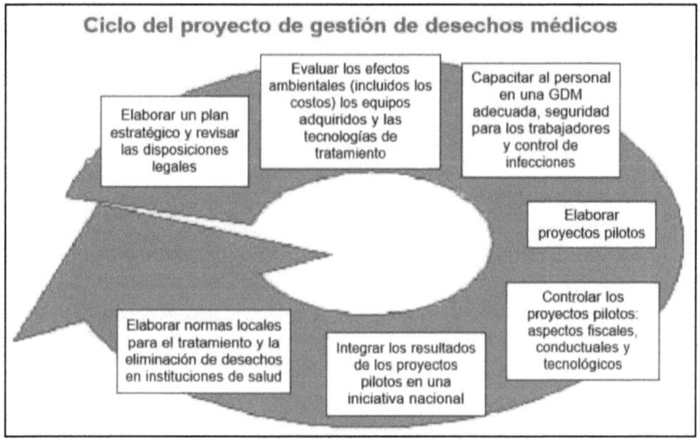

Figura 3. Ciclo del proyecto de gestión de desechos médicos. Copyright 2014 por Organización Mundial de la Salud.

It is possible for improvements in waste management to begin in pioneering local health-care facilities. However, to have an impact more widely across a country usually requires active government intervention. The most common first step by a government ministry is to describe the changes needed in a national health-care wastemanagement policy. This should be seen as an important step in creating a successful and sustainable health-care waste-management system, which all health-care facilities can work towards. A policy can be viewed as a blueprint that drives decision making at a political level and should mobilize government effort and resources to create the conditions to make changes in health-care facilities[3]. (OMS, 2014)

[3] Traducción: Es posible que las mejoras en la gestión de residuos comiencen en instalaciones de atención de salud locales pioneras. Sin embargo, para tener un impacto más amplio en un país

2.2.2.1 Diagnostico situacional de residuos sólidos hospitalarios

La Norma Técnica de Salud N° 096-MINSA/DIGESA V.01. (2012) señala: "El diagnóstico es un proceso de recolección, análisis y sistematización de la información acerca de la cantidad, características, composición y tipo de residuos generados en los servicios y de las condiciones técnico-operativas del manejo de dichos residuos en el EESS".

"El diagnóstico basal o inicial de la gestión y manejo de los residuos sólidos hospitalarios forma parte de la planificación de todo EESS o SMA, a fin de mejorar la gestión y el manejo en todas sus etapas (...)" (Norma Técnica de Salud N° 096-MINSA/DIGESA V.01., 2012, Numeral 6.3 del art. 6). La misma norma cita que este documento es un requisito previo a todo diseño e implementación de un plan y es el elemento básico para su formulación en el EESS o SMA.

El procedimiento a realizar para ejecutar el diagnóstico comprende:

- Identificar las fuentes principales de generación y las clases de residuos que generan cada una de ellas.

generalmente requiere una intervención activa del gobierno. El primer paso más común de un ministerio del gobierno es describir los cambios necesarios en una política nacional de gestión de la salud. Esto debe considerarse como un paso importante en la creación de un sistema exitoso y sostenible de gestión de desechos de atención de la salud, que todos los centros de salud puedan trabajar. Una política puede ser vista como un modelo que impulsa la toma de decisiones a nivel político y debe movilizar el esfuerzo y los recursos del gobierno para crear las condiciones para hacer cambios en los centros de salud.

- Determinar en promedio la cantidad de residuos generados en los diferentes servicios, así como la caracterización de los mismos.
- Obtener información de los aspectos administrativos y operativos del manejo de los residuos sólidos en el establecimiento de salud. (Norma Técnica de Salud N° 096-MINSA/DIGESA V.01., 2012)

2.2.2.1.1 Identificación de servicios y/o unidades generadoras de residuos sólidos hospitalarios

La Norma Técnica de Salud N° 096-MINSA/DIGESA V.01. (2012) señala: "El comité y/o responsable del manejo de residuos sólidos, según categoría del EESS o SMA, identificará en cada una de las áreas/servicios/unidades que integran el mismo, a los actores a los que habrá de involucrar (...)".

2.2.2.1.2 Caracterización de residuos sólidos hospitalarios generados por servicios

La caracterización de residuos según la Norma Técnica de Salud N° 096-MINSA/DIGESA V.01. (2012) es el: "Procedimiento para determinar la composición de los residuos generados en el EESS o SMA de acuerdo a su clase, tipo y volumen".

> Knowing the types and quantities of waste produced in a health-care facility is an important first step in safe disposal. Waste-generation data are used in estimating the required capacities for containers, storage areas, transportation and treatment technologies. Waste-generation data can be used to establish baseline data on rates of production in different medical areas and for procurement specifications, planning, budgeting, calculating revenues from recycling, optimization of waste-management systems, and environmental impact assessments[4]. (OMS, 2014)

2.2.2.2 Comité de gestión y manejo de residuos sólidos hospitalarios

La Norma Técnica de Salud N° 096-MINSA/DIGESA V.01. (2012) señala: "Los EESS a partir de la categoría I-4 en adelante, deben contar con un comité de gestión y manejo de residuos sólidos. Los EESS de categorías I-1, I-2, I-3 y los SMA podrán no tener comité, pero deberán tener un responsable, capacitado (...)." La misma

---

[4] Traducción: Conocer los tipos y cantidades de desechos producidos en un centro de salud es un primer paso importante en la eliminación segura. Los datos de generación de residuos se utilizan para estimar las capacidades requeridas para contenedores, áreas de almacenamiento, tecnologías de transporte y tratamiento. Los datos de generación de desechos pueden utilizarse para establecer datos de referencia sobre las tasas de producción en diferentes áreas médicas y para especificaciones de adquisiciones, planificación, presupuestación, cálculo de ingresos procedentes del reciclaje, optimización de sistemas de gestión de residuos y evaluaciones de impacto ambiental.

norma cita que se informará al personal de las distintas unidades/servicios del EESS o SMA de estas designaciones a fin de que se les brinde el apoyo necesario para la organización, elaboración, formulación y ejecución del plan de gestión y manejo de residuos sólidos; así mismo este comité deberá iniciar un proceso de capacitaciones a sus integrantes.

"Dicho comité será creado con Resolución Directoral o documento que haga sus veces" (Norma Técnica de Salud N° 096-MINSA/DIGESA V.01., 2012, Numeral 7.2 del art. 7).

> El comité debe conocer la forma en que se está llevando a cabo las acciones relacionadas con la gestión y el manejo de residuos sólidos en su institución, en las diferentes etapas; para ello solicitará periódicamente al personal responsable de los residuos sólidos las listas de verificación (...). Asimismo evaluará el cumplimiento del Plan de manejo de residuos sólidos trimestralmente. (Norma Técnica de Salud N° 096-MINSA/DIGESA V.01., 2012)

2.2.2.3 Unidad responsable del manejo de residuos sólidos hospitalarios

La Norma Técnica de Salud N° 096-MINSA/DIGESA V.01. (2012) señala: "Es vital el compromiso del personal de los EESS y SMA, *como el de la alta dirección de los mismos*, a fin de que se incremente los niveles de seguridad de todas las personas en el EESS y SMA, (…).”

“Los hospitales podrían asignar a los jefes de departamento la responsabilidad de gestionar y eliminar apropiadamente los desechos generados en sus departamentos. *La GDM debería tener una prioridad alta e incorporar a las autoridades máximas de cada institución*” (OMS, 2014).

> Normalmente las enfermeras y el personal de limpieza, los inspectores, los operarios de máquinas y los conductores son los responsables de la GDM de cada día. *La gerencia o administración del hospital se encarga de supervisar los aspectos presupuestarios, adquisitivos, legales y de capacitación.* En general, las áreas rurales y urbanas difieren enormemente, incluso dentro de una misma región o país, por lo que es importante revisar los aspectos administrativos en ambas áreas. (OMS, 2014)
>
> Una GDM adecuada traspasa los límites del hospital hasta llegar al sitio de eliminación final. Habitualmente ha existido una desconexión en términos de responsabilidad entre lo que ocurre

dentro de una instalación de salud y lo que sucede después de que los desechos médicos abandonan el lugar. Eso ha ido cambiando poco a poco ya que las ONG y las comunidades locales han asumido un rol muy activo para organizarse en contra de las instituciones que no controlan los resultados de la eliminación de desechos fuera del hospital. *Los administradores de proyectos tienen bien claro que deben seguir la ruta de los desechos médicos hasta su eliminación final* y averiguar si se podrían crear fuentes de desechos secundarias. (OMS, 2014)

"Los EESS y SMA serán responsables del cumplimento de las disposiciones de la presente norma técnica de salud" (Norma Técnica de Salud N° 096-MINSA/DIGESA V.01., 2012, Numeral 8.3 del art. 8).

2.2.2.4 Plan de gestión y manejo de residuos sólidos hospitalarios

"Cada EESS o SMA público o privado elaborará anualmente su Plan de manejo de residuos sólidos, el mismo que será elevado a la autoridad de salud de su jurisdicción en los primeros 15 días del año según ordena la Ley" (Norma Técnica de Salud N° 096-MINSA/DIGESA V.01., 2012, Literal A del Numeral 6.4 del art. 6). La misma norma cita que este documento deberá ser remitido a la DIGESA por parte de la DISA/DIRESA o quien haga sus veces, de acuerdo a la normatividad vigente.

La elaboración de los planes de manejo debe estar a cargo de un profesional técnico responsable con perfil académico requerido para dicha función, determinado por la dirección del EESS o SMA. El Plan debe ser presentado oportunamente, en los primeros quince días de iniciado cada año, para que sea incluido en el plan operativo o documento que haga sus veces y de este modo obtener la asignación presupuestal para el cumplimiento de sus actividades. (Norma Técnica de Salud N° 096-MINSA/DIGESA V.01., 2012)

Health-care waste-management operations at local, regional and national levels should be organized and planned. Piecemeal implementation is not the most persuasive or effective way to sustain improvements or to replicate them throughout a hospital or district or country. A good plan is a good basis to explain what needs to be done and to coordinate the roles of the many people involved[5]. (OMS, 2014)

Planning defines the strategy for the implementation of improved waste management and the allocation of roles, responsibilities and resources. A well-thought-

[5] Traducción: Deben organizarse y planificarse las operaciones de gestión de los desechos sanitarios a nivel local, regional y nacional. La implementación por partes no es la manera más persuasiva o efectiva de sostener mejoras o replicarlas en un hospital o distrito o país. Un buen plan es una buena base para explicar lo que hay que hacer y para coordinar las funciones de las muchas personas involucradas.

out plan describes the actions to be implemented by authorities, health-care personnel and waste workers. At the national level, a plan is critical for government to define its intentions to make improvements, and the resources required across the country for successful implementation[6]. (OMS, 2014)

2.2.2.5 Capacitación al personal

"Todos los trabajadores de la institución necesitan algo de capacitación respecto de la importancia de tener una gestión de desechos médicos adecuada, y de sus funciones y responsabilidades" (OMS, 2014).

"Es necesaria la sensibilización y motivación del personal de los EESS y SMA en la gestión y manejo de residuos sólidos, conocer su importancia, riesgos y beneficios que se derivan de una adecuada gestión de los mismos" (Norma Técnica de Salud N° 096-MINSA/DIGESA V.01., 2012, Numeral 6.1 del art. 6).

"Capacitar al personal de salud de todos los niveles (administradores, médicos, enfermeras, personal de limpieza, técnicos de laboratorio y operarios de máquinas) para ayudar a

[6] Traducción: Planificación define la estrategia para la implementación de una mejor gestión de residuos y la asignación de funciones, responsabilidades y recursos. Un plan bien pensado describe las acciones que deben llevar a cabo las autoridades, el personal de atención de salud y los trabajadores de residuos. A nivel nacional, un plan es crítico para que el gobierno defina sus intenciones de hacer mejoras, y los recursos requeridos en todo el país para una implementación exitosa.

garantizar que los materiales y métodos escogidos se usen correcta y uniformemente" (OMS, 2014).

"La capacitación de todos los trabajadores de la salud en cuanto a las técnicas relacionadas con los artículos y equipos médicos comprados recientemente, es esencial para tener una gestión de desechos médicos apropiada" (OMS, 2014).

2.2.2.6 Implementación de equipos y materiales en los servicios generadores de residuos sólidos hospitalarios

"Para garantizar la seguridad de los trabajadores, normalmente se necesita comprar bolsas plásticas, tarros para la basura, recipientes especiales para artículos punzantes, y a veces incluso camiones especiales" (OMS, 2014).

Pero no es lo único que se requiere, según la OMS (2014), en ocasiones se recomienda garantizar el acceso a guantes desechables y otros artículos protectivos para el personal (como botas, delantales, guantes de goma gruesos), agujas y jeringas, equipo de laboratorio, agentes de limpieza, y tubos, mangueras y otros artículos. Así mismo se debe considerar la disponibilidad y los costos de los sistemas de servicios básicos asociados (alcantarillado, agua caliente y fría, electricidad, fuentes de calefacción), porque en ocasiones se compran equipos nuevos sin considerar los servicios básicos disponibles, los costos y reparaciones recurrentes, y al final terminan sin ser usados porque no están conectados al sistema municipal (como el alcantarillado) o porque los costos recurrentes son demasiado elevados.

"Todo el personal que tenga contacto con desechos médicos, lo que incluye al personal de limpieza y a los operarios de máquinas, *debería recibir las vacunas correspondientes y los mecanismos de protección como guantes y máscaras*" (OMS, 2014).

2.2.2.7 Evaluación en el área de servicio y/o unidades generadoras de residuos sólidos hospitalarios

"El personal responsable del manejo de residuos sólidos debe realizar el llenado de las listas de verificación que son instrumentos que en forma sintetizada sirven para establecer si en cada área/unidad/servicio del EESS o SMA se cumple con el manejo adecuado de residuos" (Norma Técnica de Salud N° 096-MINSA/DIGESA V.01., 2012, Numeral 7.1.1. del art. 7). La misma norma cita que esta verificación a través de las listas se realizará como mínimo una vez al mes.

2.2.2.8 Manifiesto de manejo de residuos sólidos peligrosos

"Documento técnico administrativo que facilita el seguimiento, por el responsable de residuos sólidos que asigne el EESS y SMA, de todos los residuos sólidos biocontaminados transportados desde el lugar de su generación hasta su tratamiento y posterior disposición final" (Norma Técnica de Salud N° 096-MINSA/DIGESA V.01., 2012, Literal C del Numeral 6.4 del art. 6). La misma norma cita que este documento deberá ser elevado a la autoridad de salud de su jurisdicción en el plazo máximo de los primeros 15 días de cada mes.

El Manifiesto de Manejo de Residuos Sólidos Peligrosos deberá contener información relativa a la fuente de generación, las características de los residuos generados, transporte y disposición final, consignados en formularios especiales que son suscritos por el generador y todos los operadores que participan hasta la disposición final de dichos residuos (Ley 27314, 2000, Numeral 9 de la Décima disposición complementaria, transitoria y final).

2.2.2.9 Declaración anual de residuos sólidos hospitalarios

"Documento técnico administrativo con carácter de declaración jurada, suscrito por EESS o SMA, mediante el cual declara cómo ha manejado y va a manejar durante el siguiente período anual los residuos sólidos que están bajo su responsabilidad" (Norma Técnica de Salud N° 096-MINSA/DIGESA V.01., 2012, Literal B del Numeral 6.4 del art. 6). La misma norma cita que este documento deberá ser elevado a la autoridad de salud de su jurisdicción en el plazo máximo de los primeros 15 días del año en curso.

Dicha declaración describe el sistema de manejo de los residuos sólidos de los EESS o SMA y comprende las características de los residuos en términos de cantidad y peligrosidad; operaciones y procesos ejecutados y por ejecutar; modalidad de ejecución de los mismos y los aspectos administrativos determinados en los formularios correspondientes (Ley 27314, 2000, Numeral 2 de la Décima disposición complementaria, transitoria y final).

2.2.3 Manejo de residuos sólidos en establecimientos de salud

"Es toda actividad técnica operativa de residuos sólidos que involucre manipuleo, acondicionamiento, transporte, transferencia, tratamiento, disposición final o cualquier otro procedimiento técnico operativo utilizado desde la generación hasta la disposición final" (Ley 27314, 2000, Numeral 7 de la Décima disposición complementaria, transitoria y final).

El manejo apropiado de los residuos sólidos hospitalarios sigue un flujo de operaciones que tiene como punto de inicio el acondicionamiento de los diferentes servicios con los insumos y equipos necesarios, seguido de la segregación, que es una etapa fundamental porque requiere del compromiso y participación activa de todo el personal del establecimiento de salud. El transporte interno, el almacenamiento y el tratamiento son operaciones que ejecuta generalmente el personal de limpieza, para lo cual se requiere de la logística adecuada y de personal debidamente entrenado.

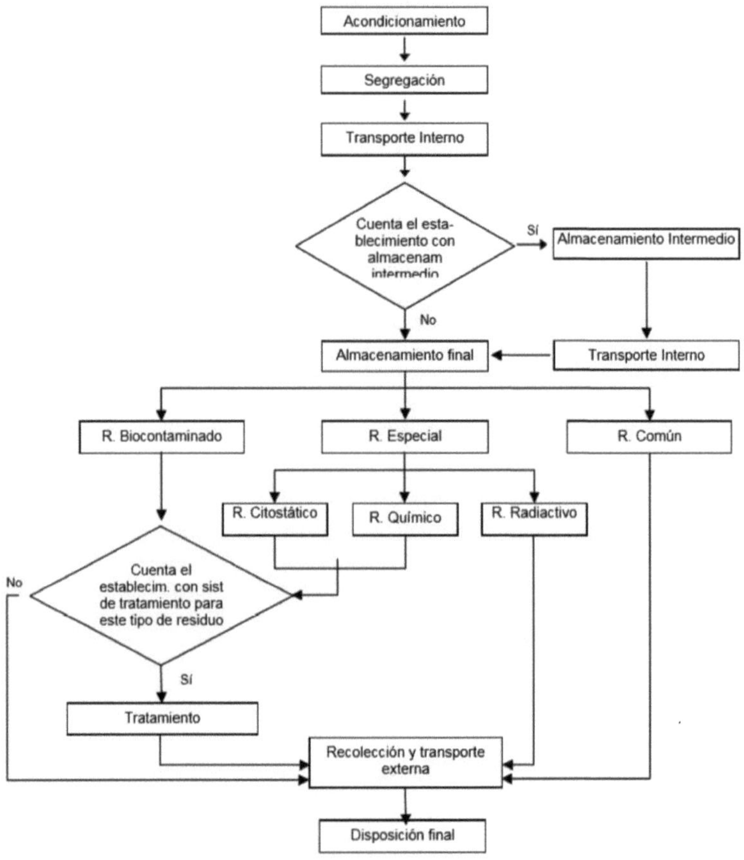

Figura 4. Etapas establecidas en el manejo de los residuos sólidos hospitalarios. Copyright 2012 por Norma Técnica de Salud N° 096-MINSA/DIGESA V.01.

La Organización Mundial de la Salud (OMS, 2014) señala que "las etapas de la gestión de desechos médicos son las siguientes: producción de desechos dentro de un pabellón hospitalario, separación de desechos, almacenamiento en pabellón, transporte y tratamiento en el sitio (si lo hay), almacenamiento centralizado en el sitio, transporte fuera del sitio, tratamiento y eliminación final".

2.2.3.1 Acondicionamiento

Consiste en la preparación de los servicios u áreas del EESS. O SMA con materiales: recipientes (tachos, recipientes rígidos, etc.) e insumos (bolsas) necesarios y adecuaos para la recepción o el depósito de las diversas clases de residuos que generen dichos servicios o áreas. Para esta etapa se debe considerar la información del diagnóstico basal o inicial de los residuos sólidos del año en curso. (Norma Técnica de Salud N° 096-MINSA/DIGESA V.01., 2012)

Tabla 4: *Requerimientos para el acondicionamiento de servicios donde se generan residuos sólidos hospitalarios*

Requerimientos para el acondicionamiento
1. Listado de recipientes y bolsas por servicios. 2. Recipientes con tapa para residuos sólidos. 3. Bolsas de polietileno de alta densidad de color rojo, negro y amarillo. 4. Recipientes rígidos e impermeables para descartar material punzo cortante, debidamente rotulados.

Adaptado de la Norma Técnica de Salud N° 096-MINSA/DIGESA V.01. (2012).

Tabla 5: *Procedimiento para el acondicionamiento de servicios donde se generan residuos sólidos hospitalarios*

Procedimiento para el acondicionamiento
1. Seleccionar los tipos de recipientes y determinar la cantidad a utilizar en cada servicio, considerando capacidad, forma y material de fabricación. 2. Determinar la cantidad, color y capacidad de las bolsas (que debe ser al menos 20% mayor de la capacidad del recipiente) a utilizar según la clase de residuos. Se emplearán: bolsas rojas (residuos biocontaminados), bolsas negras (residuos comunes) y bolsas amarillas (residuos especiales). 3. El personal encargado de la limpieza colocará los recipientes con sus respectivas bolsas en los diferentes servicios y áreas hospitalarias, de acuerdo a los requerimientos identificados en

el punto anterior.

4. Colocar la bolsa en el interior del recipiente doblándola hacia fuera, recubriendo los bordes del contenedor.
5. Ubicar los recipientes lo más cerca posible a la fuente de generación.
6. Para descartar residuos punzocortantes se colocarán recipientes rígidos especiales para este tipo de residuos.
7. Ubicar el recipiente para el residuo punzo cortante de tal manera que no se caiga ni voltee.
8. Verificar el cumplimiento del acondicionamiento de acuerdo a la clase de residuo y volumen que genera el servicio. Es importante verificar la eliminación de los residuos con la bolsa correspondiente.

Adaptado de la Norma Técnica de Salud N° 096-MINSA/DIGESA V.01. (2012).

2.2.3.2 Segregación y Almacenamiento Primario

La segregación es uno de los procedimientos fundamentales de la adecuada gestión de residuos y consiste en la separación en el punto de generación, de los residuos sólidos ubicándolos de acuerdo a su tipo en el recipiente (almacenamiento primario) correspondiente. (Norma Técnica de Salud N° 096-MINSA/DIGESA V.01., 2012)

La eficacia de este procedimiento minimizará los riesgos a la salud del personal del hospital y al deterioro ambiental, así como facilitará los procedimientos de transporte, reciclaje y tratamiento. Es importante señalar que la participación activa de todo el personal de salud permitirá una buena segregación del residuo.

> The correct segregation of health-care waste is the responsibility of the person who produces each waste item, whatever their position in the organization. The health-care facility management is

responsible for making sure there is a suitable segregation, transport and storage system, and that all staff adhere to the correct procedures[7]. (OMS, 2014)

La segregación entonces es la separación en origen de los residuos. Puede considerarse la etapa más crítica para el cuidado de la salud y la protección del medio ambiente, ya que es el momento en que el trabajador de salud en tanto generador decide qué circuito va a seguir ese residuo. Si se implementa una práctica de reciclado o de reutilización, es aquí donde se hace la separación, ya que es un principio indiscutible de cuidado que: *Una vez que un elemento fue descartado en su recipiente correspondiente no puede volver a ser manipulado.* (Salud sin Daño, 2007)

Tabla 6: *Requerimientos para la segregación y almacenamiento primario en los servicios donde se generan residuos sólidos hospitalarios*

Requerimientos para la segregación y almacenamiento primario
1. Servicios debidamente acondicionados para descartar los residuos sólidos.
2. Personal capacitado.

Adaptado de la Norma Técnica de Salud N° 096-MINSA/DIGESA V.01. (2012).

[7] Traducción: La correcta segregación de los residuos sanitarios es responsabilidad de la persona que produce cada residuo, cualquiera que sea su posición en la organización. La administración de la facilidad de cuidado de salud es responsable de asegurarse de que hay un sistema apropiado de segregación, transporte y almacenamiento, y que todo el personal se adhiera a los procedimientos correctos.

Tabla 7: *Procedimiento para la segregación y almacenamiento primario en los servicios donde se generan residuos sólidos hospitalarios*

Procedimiento para la segregación y almacenamiento primario
1. Identificar y clasificar el residuo para eliminarlo en el recipiente respectivo. 2. Desechar los residuos con un mínimo de manipulación, sobre todo para aquellos residuos biocontaminados y especiales. 3. Al segregar los residuos cualquiera sea el tipo verificar que no se exceda de las dos terceras partes de la capacidad del recipiente. 4. En el caso de jeringas descartar de acuerdo al tipo de recipiente rígido: 4.1. Si el recipiente tiene dispositivo para separar aguja de la jeringa, descartar sólo la aguja en dicho recipiente 4.2. Si el recipiente no cuenta con dispositivo de separación de aguja, eliminar el conjunto (aguja-jeringa) completo. 5. No separar la aguja de la jeringa con la mano a fin de evitar accidentes. 6. Nunca reencapsular la aguja. 7. Si se cuenta con un Destructor de Agujas, utilícelo inmediatamente después de usar la aguja y descarte la jeringa u otro artículo usado en el recipiente destinado para residuos biocontaminados. 8. Para otro tipo de residuos punzocortantes (vidrios rotos) no contemplados en el tipo A.5 se deberá colocar en envases o cajas rígidas sellando adecuadamente para evitar cortes u otras lesiones. Serán eliminados siguiendo el manejo de residuo biocontaminado y deben ser rotuladas indicando el material que contiene. 9. Los medicamentos generados como residuos sólidos en hospitales deberán de preferencia incinerarse, en caso contrario se introducirán directamente en recipientes rígidos exclusivos, cuyo tamaño estará en función del volumen de generación. Los medicamentos citotóxicos deberán necesariamente incinerarse. 10. Los recipientes deberán ser lavados.

Adaptado de la Norma Técnica de Salud N° 096-MINSA/DIGESA V.01. (2012).

2.2.3.3 Almacenamiento Intermedio

Es el lugar o ambiente en donde se acopian temporalmente los residuos generados de los servicios cercanos. Este almacenamiento se implementará de acuerdo al volumen de residuos generados en el establecimiento de salud. En el caso de volúmenes menores a 150 litros se podrá prescindir de este almacenamiento. (Norma Técnica de Salud N° 096-MINSA/DIGESA V.01., 2012)

Tabla 8: *Requerimientos para el almacenamiento intermedio de residuos sólidos hospitalarios*

Requerimientos para el almacenamiento intermedio
1. Ambiente apropiado de acuerdo a las especificaciones técnicas. 2. Ambiente debidamente acondicionado, con buena ventilación e iluminación (recipientes, bolsas, estantes, etc.)

Adaptado de la Norma Técnica de Salud N° 096-MINSA/DIGESA V.01. (2012).

Tabla 9: *Procedimiento para el almacenamiento intermedio de residuos sólidos hospitalarios*

Procedimiento para el almacenamiento intermedio
1. Depositar los residuos embolsados provenientes de los diferentes servicios, en los recipientes acondicionados, según la clase de residuo. (Todos los residuos sólidos deberán eliminarse en sus respectivas bolsas). 2. No comprimir las bolsas con los residuos a fin de evitar que se rompan y se generen derrames. 3. Mantener los recipientes debidamente tapados. 4. Mantener la puerta del almacenamiento intermedio siempre cerrada con la señalización correspondiente 5. Una vez llenos los recipientes no deben permanecer en este ambiente por más de 12 horas. 6. Verificar que los residuos del almacén intermedio hayan sido retirados de acuerdo al cronograma establecido. 7. Mantener el área de almacenamiento limpia y desinfectada

para evitar la contaminación y proliferación de microorganismos patógenos y vectores.

Adaptado de la Norma Técnica de Salud N° 096-MINSA/DIGESA V.01. (2012).

Tabla 10: *Especificaciones técnicas para el almacenamiento intermedio de residuos sólidos hospitalarios*

Especificaciones técnicas para el almacenamiento intermedio
- Área a determinar considerando la producción de residuos de la unidad generadora, recomendándose un área mínima de 4 m^2 y previéndose espacio suficiente para la entrada de los carros de recolección. - Piso y paredes revestidos con material liso, resistente, lavable e impermeable. - Puerta dotada de protección inferior para dificultar el acceso de vectores. - Ventilación a través de ductos, o aberturas con mínimo 1/20 del área del piso y no inferior a 0.20 m^2 localizados a 20 cm del piso y a 20 cm del techo; debidamente protegidos con mallas que impidan el ingreso de los vectores. - Poseer punto de luz, hermético, contra atmósferas explosivas.

Adaptado de la Norma Técnica de Salud N° 096-MINSA/DIGESA V.01. (2012).

2.2.3.4 Transporte Interno

Consiste en trasladar los residuos del lugar de generación al almacenamiento intermedio o final, según sea el caso, considerando la frecuencia de recojo de los residuos establecidos para cada servicio. (Norma Técnica de Salud N° 096-MINSA/DIGESA V.01., 2012)

Tabla 11: *Requerimientos para el transporte interno de residuos sólidos hospitalarios*

Requerimientos para el transporte interno
1. Coches de transporte o recipientes con ruedas, de uso exclusivo y de acuerdo a especificaciones técnicas. 2. Ruta de transporte establecida de acuerdo a: • Las rutas serán definidas de manera tal que, en un menor recorrido posible se transporte los residuos de un almacenamiento a otro. • Evitar el cruce con las rutas de alimentos, ropa limpia, traslado de pacientes y en caso contrario asegurar que los recipientes de los residuos sólidos estén cerrados. • En ningún caso usar ductos. 3. Horarios de transporte establecidos, en función de aquellas horas de menor afluencia de personas, asimismo en horas en las cuales no se transporten alimentos.

Adaptado de la Norma Técnica de Salud N° 096-MINSA/DIGESA V.01. (2012).

Tabla 12: *Procedimiento para el transporte interno de residuos sólidos hospitalarios*

Procedimiento para el transporte interno
1. El personal de limpieza contando con el equipo de protección personal realizará el recojo de residuos dentro de los ambientes de acuerdo a la frecuencia del servicio o cuando el recipiente esté lleno hasta las 2/3 partes de su capacidad, en caso del almacenamiento primario y cuando esté totalmente lleno en el caso del almacenamiento intermedio. 2. Para el recojo de los residuos se debe cerrar la bolsa torciendo la abertura y amarrándola, no se debe vaciar los residuos de una bolsa a otra. 3. Al cerrar la bolsa se deberá eliminar el exceso de aire, teniendo cuidado de no inhalarlo o exponerse a ese flujo de aire. 4. Para el traslado de los recipientes rígidos de material punzocortante, asegurarse de cerrarlos y sellarlos correctamente. 5. Transportar los recipientes de residuos utilizando transporte de ruedas (coches u otros) con los recipientes cerrados. No se debe compactar los residuos en los recipientes. 6. Las bolsas se deben sujetar por la parte superior y mantener alejadas del cuerpo durante su traslado, evitando arrastrarlas por el suelo. 7. Los residuos de alimentos se trasladan directamente al almacenamiento final según las rutas y el horario

establecidos. 8. En caso de contar con ascensores, el uso de estos será exclusivo durante el traslado de los residuos de acuerdo al horario establecido (preferiblemente en horas de menor afluencia de personas) y se procederá a su limpieza y desinfección inmediata para su normal funcionamiento. 9. El personal de limpieza debe asegurar que el recipiente se encuentre limpio luego del traslado y acondicionado con la bolsa respectiva para su uso posterior.

Adaptado de la Norma Técnica de Salud N° 096-MINSA/DIGESA V.01. (2012).

2.2.3.5 Almacenamiento Final

En la etapa de almacenamiento final los residuos sólidos hospitalarios provenientes del almacenamiento intermedio o de la fuente de generación según sea el caso, son depositados temporalmente para su tratamiento y disposición final en el relleno sanitario. (Norma Técnica de Salud N° 096-MINSA/DIGESA V.01., 2012)

Tabla 13: *Requerimientos para el almacenamiento final de residuos sólidos hospitalarios*

Requerimientos para el almacenamiento final
1. Ambiente de uso exclusivo y debidamente señalizado de acuerdo a las especificaciones técnicas. 2. Ambiente debidamente acondicionado: pisos limpios y desinfectados. En el caso de establecimientos de salud que generen menos de 130 litros por día, se dispondrán de recipientes. 3. El personal de limpieza que ejecuta el almacenamiento debe contar con ropa de trabajo y equipo de protección personal.

Adaptado de la Norma Técnica de Salud N° 096-MINSA/DIGESA V.01. (2012).

Tabla 14: *Procedimiento para el almacenamiento final de residuos sólidos hospitalarios*

Procedimiento para el almacenamiento final
1. Almacenar los residuos sólidos de acuerdo a su clasificación en el espacio dispuesto y acondicionado para cada clase (biocontaminados, común y especial). En caso de que el establecimiento de salud, genere menos de 130 litros por día, las bolsas que contienen los residuos se depositarán en los recipientes respectivos. 2. Colocar los residuos punzocortantes en una zona debidamente identificada con un rótulo que indique "Residuos Punzocortantes" y con el símbolo internacional de Bioseguridad. 3. Apilar los residuos biocontaminados sin compactar. 4. Colocar los residuos de alimentos, en los recipientes respectivos, para evitar derrames. 5. Los residuos sólidos se almacenarán en este ambiente por un período de tiempo no mayor de 24 horas. 6. Limpiar y desinfectar el ambiente luego de la evacuación de los residuos para su tratamiento o disposición final.

Adaptado de la Norma Técnica de Salud N° 096-MINSA/DIGESA V.01. (2012).

Tabla 15: *Especificaciones técnicas para el almacenamiento final de residuos sólidos hospitalarios*

Especificaciones técnicas para el almacenamiento final
- Las dimensiones del Almacenamiento Final deben estar en función al diagnóstico de las cantidades generadas en el establecimiento de salud, será diseñada para almacenar el equivalente a 2 días de generación de residuos. - Ubicación que permita fácil acceso, maniobra y operación del vehículo colector externo y los coches de recolección interna. Además contiguo al ambiente de tratamiento de residuos. - Construido de material noble, protegido de la intemperie y temperaturas elevadas, que no permita el acceso de animales, dotado de ductos de ventilación o de aberturas cubiertas con mallas. - Revestido internamente (piso y paredes) con material liso, resistente, lavable, impermeable y de color claro. - Piso con pendiente del 2% dirigida al sumidero y para el lado opuesto de la entrada. - El área de almacenamiento debe estar delimitada mediante señalización, para cada clase de residuo. - Puerta dotada de protección inferior para evitar el acceso

de los vectores. - Colocar símbolos de identificación de acuerdo con la naturaleza del residuo, puesto en un lugar de fácil visualización. - Dotado de punto de agua (fría y caliente) y bajo presión, punto de registro, punto de evacuación de aguas residuales e iluminación artificial interna y externa. - Destinar un área de higienización de los carros de recolección interna y demás equipos utilizados que tengan las siguientes características: techado, iluminación artificial, punto de agua (preferentemente y bajo presión), piso impermeable con drenaje y punto de registro conectado a la red de alcantarillado. - Destinar un ambiente de servicios higiénicos y vestidores para el personal, de tal manera que permita su aseo personal. - Ubicación adecuada de tal manera que permita facilidad de acceso y operación de la recolección interna y externa.

Adaptado de la Norma Técnica de Salud N° 096-MINSA/DIGESA V.01. (2012).

2.2.3.6 Tratamiento

Consiste en cualquier proceso, método, o técnica que permite modificar las características físicas, químicas o biológicas del residuo, a fin de reducir o eliminar su potencial peligro de causar daños a la salud y el ambiente; así como hacer más seguras las condiciones de almacenamiento, transporte o disposición final. (Norma Técnica de Salud N° 096-MINSA/DIGESA V.01., 2012)

Tabla 16: *Requerimientos para el tratamiento de residuos sólidos hospitalarios*

Requerimientos para el tratamiento
- En caso del uso de equipos deben estar en buen estado y con capacidad suficiente para tratar los residuos generados en el establecimiento de salud. - Ambiente cerrado con sistema de ventilación (natural o mecanizada) para el caso de esterilización por autoclave o desinfección por microondas e incineración. - Personal entrenado y con el equipo de protección personal

respectivo. - Contar con el Programa de Adecuación al Medio Ambiente (PAMA).

Adaptado de la Norma Técnica de Salud N° 096-MINSA/DIGESA V.01. (2012).

Tabla 17: *Procedimiento para el tratamiento de residuos sólidos hospitalarios*

Procedimiento para el tratamiento
- Para cada método de tratamiento contemplar los procedimientos establecidos por el proveedor del equipo (autoclave, horno microondas, incinerador). Para el caso de Enterramiento controlado, cumplir con las disposiciones emitidas por el MINSA y/o el Municipio correspondiente y el Ministerio de Transporte, Comunicaciones, Vivienda y Construcción. - El procedimiento escrito, del método de tratamiento empleado por el establecimiento de salud debe ubicarse en un lugar visible para el personal que ejecuta el tratamiento de los residuos. - El transporte de las bolsas de los residuos del almacenamiento final al área de tratamiento se debe realizar con coches de transporte a fin de evitar el contacto de las bolsas con el cuerpo así como arrastrarlas por el piso. - Verificar que los parámetros de tratamiento (temperatura, humedad, volumen de llenado, tiempo de tratamiento) para cualquier método empleado alcancen los niveles respectivos indicados por el proveedor del sistema de tratamiento y acordes con la legislación vigente. - Cualquier método de tratamiento de los residuos sólidos biocontaminados será objeto de constante monitoreo y supervisión por el responsable designado por el establecimiento de salud para garantizar la inocuidad de los residuos post-tratamiento.

Adaptado de la Norma Técnica de Salud N° 096-MINSA/DIGESA V.01. (2012).

El método de tratamiento a aplicar será sin perjuicio a la población hospitalaria y al medio ambiente. Los métodos de tratamiento recomendados son: Enterramiento controlado, esterilización por autoclave, incineración, desinfección por microondas.

Tabla 18: *Ventajas y desventajas de las tecnologías de tratamiento de residuos sólidos hospitalarios*

Tecnologías de tratamiento	Ventajas	Desventajas
Incineración	- Reduce el volumen en un 90% - Eliminación total de patógenos si se opera adecuadamente - Alto grado de efectividad - Destruye cualquier material que contiene carbón orgánico. - Aplicable a cualquier tipo de residuo. - Los restos son irreconocibles y definitivamente no reciclables - Permite el tratamiento de residuos anatómicos y patológicos	- Alto costo en combustible - Riesgo en la operación - Costo de mantenimiento elevado. - Conlleva el riesgo de posibles emisiones y sustancias tóxicas en la atmósfera.
Autoclave	- Alto grado de efectividad - No emisiones gaseosas peligrosas - Fácil operación, no hay riesgo - Efluentes estériles	- Necesita un tratamiento posterior para hacer irreconocibles los residuos. - Requiere de línea a vapor. - No reduce el volumen de los desechos tratados - Puede producir malos olores y genera aerosoles

		- Es necesario emplear bolsas y recipientes especiales para este tipo de tratamiento
Microondas	- Reduce el volumen en 60% - No emisiones gaseosas peligrosas - Bajo riesgo de operación - No tiene efluentes - Alto grado de efectividad - Contaminación mínima	- Alto costo de inversión. - Alto costo de mantenimiento. - Requiere personal entrenado para su operación. - No todos los parásitos y bacterias esporuladas son destruidos. - No es apropiado para tratar 800 y 1000 kg de desechos
Relleno Sanitario – Enterramiento Controlado	- No genera contaminación al medio ambiente. - Bajo costo	- Existen pocos rellenos en las diferentes ciudades del país.

Adaptado de la OMS (2014).

2.2.3.7 Recolección Externa

La recolección externa implica el recojo por parte de la empresa prestadora de servicios de residuos sólidos (EPS-RS), registrada por DIGESA y autorizada por el Municipio correspondiente, desde el hospital hasta su disposición final. (Norma Técnica de Salud N° 096-MINSA/DIGESA V.01., 2012)

Tabla 19: *Requerimientos para la recolección externa de residuos sólidos hospitalarios*

Requerimientos para el tratamiento
- Coches de transporte - Balanzas - Registros de cantidad de residuos recolectados

- Personal entrenado con equipos de protección personal respectivo

Adaptado de la Norma Técnica de Salud N° 096-MINSA/DIGESA V.01. (2012).

Tabla 20: *Procedimiento para la recolección externa de residuos sólidos hospitalarios*

Procedimiento para el tratamiento
1. Pesar los residuos evitando derrames y contaminación en el establecimiento de salud, así como el contacto de las bolsas con el cuerpo del operario. Es recomendable llevar registro del peso de residuo sólido generado. 2. Trasladar las bolsas de residuos a las unidades de transporte utilizando equipos de protección personal y a través de rutas establecidas. 3. Para realizar la recolección y transporte de las bolsas de residuos hacia el camión recolector, emplear técnicas ergonómicas de levantamiento y movilización de cargas. 4. Verificar el traslado al relleno sanitario, al menos una vez al mes. 5. Verificar que el camión recolector de residuo sólido hospitalario cumpla con las normas sanitarias vigentes.

Adaptado de la Norma Técnica de Salud N° 096-MINSA/DIGESA V.01. (2012).

2.2.3.8 Disposición final

La disposición final de los residuos sólidos deberá realizarse en una Infraestructura de Disposición Final (IDF-RS) debidamente registrada en la DIGESA y autorizada por la autoridad competente. La misma deberá contar con celdas de seguridad de uso exclusivo para el confinamiento de dichos residuos. El responsable del manejo de residuos en el EESS o SMA debe verificar que el manifiesto de manejo de residuos sólidos peligrosos cuente con el sello de recepción correspondiente de la EPS-RS que brindó el servicio de transporte o tratamiento y disposición final. (Norma Técnica de Salud N° 096-MINSA/DIGESA V.01., 2012)

- **Infraestructura de disposición final o relleno de sanitario o de seguridad.**

  Los residuos luego del proceso de tratamiento, podrán ser dispuestos en rellenos sanitarios debidamente registrados en la DIGESA y autorizados por la municipalidad provincial, debiendo estos contar con celdas de seguridad que permitan el confinamiento seguro de los residuos.

- **Cementerio.**

  Los restos anátomo-patológicos, como partes del cuerpo humano, pueden ser enterrados en el cementerio local. Por lo general, deben ser sometidos previamente a un tratamiento de desinfección química, utilizando formol. Se requiere coordinar con las autoridades para obtener los permisos respectivos.

2.2.4 Responsabilidades en la Norma Técnica de Salud N° 096-MINSA/DIGESA V.01.

2.2.4.1 Nivel Local

"Los EESS y SMA serán responsables del cumplimiento de las disposiciones de la presente norma técnica de salud" (Norma Técnica de Salud N° 096-MINSA/DIGESA V.01., 2012).

2.2.4.2 Nivel Regional

Las DISA/DIRESA o GERESA o la que haga sus veces en el ámbito regional, son responsables de la difusión de la presente norma técnica de salud, así como de su implementación, brindar la asistencia técnica en el manejo de residuos sólidos a los EESS y SMA públicos y privados, y supervisar su cumplimiento. (Norma Técnica de Salud N° 096-MINSA/DIGESA V.01., 2012)

2.2.4.3 Nivel Nacional

El Ministerio de Salud, a través de la Dirección General de Salud Ambiental y de la Dirección de Ecología y Protección del Ambiente es responsable de la difusión de la presente norma técnica de salud hasta el nivel regional, así como brindar la asistencia técnica y supervisar su cumplimiento. Las instancias de conducción de las demás instituciones públicas y privadas del sector son responsables de su difusión, y de disponer las acciones necesarias para su adecuada implementación en los establecimientos de salud a su cargo. (Norma Técnica de Salud N° 096-MINSA/DIGESA V.01., 2012)

2.3 DEFINICIONES CONCEPTUALES

Las siguientes definiciones son aplicables en el ámbito de la presente investigación:

- Botadero: Acumulación inapropiada de residuos sólidos en vías y espacios públicos, así como en áreas urbanas, rurales o baldías que generan riesgos sanitarios o ambientales. Carecen de autorización sanitaria (Ley 27314, 2000, Numeral 1 de la Décima disposición complementaria, transitoria y final).

- Declaración de manejo de residuos sólidos: Documento técnico administrativo con carácter de declaración jurada, suscrito por el generador, mediante el cual declara cómo ha manejado y va a manejar durante el siguiente período los residuos sólidos que están bajo su responsabilidad. Dicha declaración describe el sistema de manejo de los residuos sólidos de la empresa o institución generadora y comprende las características de los residuos en términos de cantidad y peligrosidad; operaciones y procesos ejecutados y por ejecutar; modalidad de ejecución de los mismos y los aspectos administrativos determinados en los formularios correspondientes (Ley 27314, 2000, Numeral 2 de la Décima disposición complementaria, transitoria y final).

- Disposición final: Procesos u operaciones para tratar o disponer en un lugar los residuos sólidos como última etapa de su manejo en forma permanente, sanitaria y ambientalmente segura (Ley 27314, 2000, Numeral 3 de la Décima disposición complementaria, transitoria y final).

- Empresa prestadora de servicios de residuos sólidos: Persona jurídica que presta servicios de residuos sólidos mediante una o varias de las siguientes actividades: limpieza de vías y espacios públicos, recolección y transporte, transferencia, tratamiento o disposición final de residuos sólidos (Ley

27314, 2000, Numeral 4 de la Décima disposición complementaria, transitoria y final).

- Generador: Persona natural o jurídica que en razón de sus actividades genera residuos sólidos, sea como productor, importador, distribuidor, comerciante o usuario. También se considerará como generador al poseedor de residuos sólidos peligrosos, cuando no se pueda identificar al generador real y a los gobiernos municipales a partir de las actividades de recolección (Ley 27314, 2000, Numeral 5 de la Décima disposición complementaria, transitoria y final).

- Gestión de residuos sólidos: Toda actividad técnica administrativa de planificación, coordinación, concertación, diseño, aplicación y evaluación de políticas, estrategias, planes y programas de acción de manejo apropiado de los residuos sólidos de ámbito nacional, regional y local (Ley 27314, 2000, Numeral 6 de la Décima disposición complementaria, transitoria y final).

- Manejo de residuos sólidos: Toda actividad técnica operativa de residuos sólidos que involucre manipuleo, acondicionamiento, transporte, transferencia, tratamiento, disposición final o cualquier otro procedimiento técnico operativo utilizado desde la generación hasta la disposición final (Ley 27314, 2000, Numeral 7 de la Décima disposición complementaria, transitoria y final).

- Manifiesto de manejo de residuos sólidos peligrosos: Documento técnico administrativo que facilita el seguimiento de todos los residuos sólidos peligrosos transportados desde el lugar de generación hasta su disposición final. El Manifiesto de Manejo de Residuos Sólidos Peligrosos deberá contener información relativa a la fuente de generación, las características de los residuos generados, transporte y disposición final, consignados en formularios especiales que son suscritos por el generador y todos los operadores que participan hasta la disposición final de dichos residuos (Ley 27314, 2000, Numeral 9 de la Décima disposición complementaria, transitoria y final).

- Minimización: Acción de reducir al mínimo posible el volumen y peligrosidad de los residuos sólidos, a través de cualquier estrategia preventiva, procedimiento, método o técnica utilizada en la actividad generadora (Ley 27314, 2000, Numeral 10 de la Décima disposición complementaria, transitoria y final).

- Operador: Persona natural que realiza cualquiera de las operaciones o procesos que componen el manejo de los residuos sólidos, pudiendo ser o no el generador de los mismos (Ley 27314, 2000, Numeral 11 de la Décima disposición complementaria, transitoria y final).

- Relleno Sanitario: Instalación destinada a la disposición sanitaria y ambientalmente segura de los residuos sólidos en la superficie o bajo tierra, basados en los principios y métodos de la ingeniería sanitaria y ambiental (Ley 27314, 2000, Numeral 16 de la Décima disposición complementaria, transitoria y final).

- Residuos domiciliarios: Son aquellos residuos generados en las actividades domésticas realizadas en los domicilios, constituidos por restos de alimentos, periódicos, revistas, botellas, embalajes en general, latas, cartón, pañales descartables, restos de aseo personal y otros similares (Ley 27314, 2000, Numeral 19 de la Décima disposición complementaria, transitoria y final).

- Residuos de los establecimientos de atención de salud: Son aquellos residuos generados en los procesos y en las actividades para la atención e investigación médica en establecimientos como: hospitales, clínicas, centros y puestos de salud, laboratorios clínicos, consultorios, entre otros afines. Estos residuos se caracterizan por estar contaminados con agentes infecciosos o que pueden contener altas concentraciones de microorganismos que son de potencial peligro, tales como: agujas hipodérmicas, gasas, algodones, medios de cultivo, órganos patológicos, restos de comida, papeles, embalajes, material de laboratorio, entre otros (Ley 27314, 2000, Numeral 21 de la Décima disposición complementaria, transitoria y final).

- Responsabilidad compartida: Es un sistema en el que se atribuye a cada persona la responsabilidad por los residuos que genera o maneja en las distintas etapas de la vida de un producto o del desarrollo de una actividad en las que ella interviene (Ley 27314, 2000, Numeral 25 de la Décima disposición complementaria, transitoria y final).

- Segregación: Acción de agrupar determinados componentes o elementos físicos de los residuos sólidos para ser manejados en forma especial (Ley 27314, 2000, Numeral 28 de la Décima disposición complementaria, transitoria y final).

- Tratamiento: Cualquier proceso, método o técnica que permita modificar la característica física, química o biológica del residuo sólido, a fin de reducir o eliminar su potencial peligro de causar daños a la salud y el ambiente (Ley 27314, 2000, Numeral 31 de la Décima disposición complementaria, transitoria y final).

2.4 BASES EPISTÉMICOS

Los estudios revisados abordan la problemática de la inadecuada gestión y manejo de los residuos hospitalarios.

2.4.1 Relacionados con la gestión de residuos sólidos hospitalarios

Huancas, E. (2010). *Plan de gestión de residuos sólidos hospitalarios de la Ciudad de Chiclayo.* Señala:

1.- El sistema de gestión integral para el manejo de residuos sólidos hospitalarios y similares, podemos entenderlo como el conjunto coordinado de personas, equipos materiales, insumos, suministros, normatividad especifica vigente, plan programas, actividades y recursos económicos, los cuales permiten el manejo adecuado de los residuos por los generadores y prestadores del servicio y público especial de aseo.

2.- La gestión integral, implica la planeación y cobertura de las actividades relacionadas con la gestión de los residuos hospitalarios y similares desde la generación hasta su disposición final. La gestión integral incluye los aspectos de generación, segregación, movimiento interno, almacenamiento intermedio y/o central, desactivación, recolección transporte, tratamiento y/o disposición final; basándose en los principios básicos de bioseguridad, gestión integral, minimización en la generación, cultura de la no basura, precaución y prevención.

3.- El sistema involucra aspectos de planificación, diseño, ejecución, operación, mantenimiento, administración, vigilancia, control e información, y se inicia un diagnostico situacional y un real compromiso de los generadores y prestadores de servicios.

Takahashi Santos, K. & Viter Mendoza, W. (2009). *Adecuado manejo y tratamiento de los residuos sólidos contaminados*. Señala:

1.- Para que el plan de manejo de residuos hospitalarios sea exitoso es importante el compromiso y la participación directa del Director del centro salud.

2.- Las autoridades como DIGESA todavía no son lo suficiente estrictas con los hospitales o centros de salud en lo referente al cumplimiento de la normatividad vigente.

3.- Un centro hospitalario con un mal manejo de sus residuos hospitalarios constituye un foco infeccioso que atenta contra el medio ambiente y la salud.

4.- Es indispensable también fortalecer la capacitación de los trabajadores y usuarios sobre la importancia de la Segregación de Residuos Sólidos, siendo una estrategia adecuada para estos casos los folletos con especificaciones sobre el tema.

Hospital Cayetano Heredia. (2008). *Gestión ambiental de residuos sólidos hospitalarios del Hospital Cayetano Heredia*. Señala:

1.- El principal objetivo de la gestión ambiental de residuos sólidos hospitalarios es mejorar la seguridad ocupacional intrahospitalaria. La capacitación permite identificar los peligros y aumentar la seguridad del ámbito laboral, reduciendo el índice de accidentes y de enfermedades derivadas. Además, con la capacitación se reducen los costos operativos y se aumenta la eficiencia.

2.- La clave de una buena gestión ambiental de residuos hospitalarios radica en la buena clasificación de residuos.

3.- No importa qué tipo de tratamiento usemos, si no se efectúa una buena clasificación de residuos, se generarán gastos extras y más impactos negativos.

Ministerio de Salud del Perú (MINSA, 1999). *Programa de fortalecimiento de servicios de salud - Administración de residuos sólidos hospitalarios*. Señala:

1.- El Ministerio de Salud tiene como uno de sus objetivos estratégicos el incremento de la cobertura de los servicios de salud, así como elevar la calidad ofertada a la población usuaria de estos servicios. En esta línea, el fortalecimiento del recurso humano del sector a través de la capacitación es un proceso vital para la obtención del objetivo trazado. Los programas de capacitación llevados a cabo en el marco del Programa de Fortalecimiento de Servicios de Salud contemplan temáticas como la gestión, aspectos tecnológicos e inclusive, la ingeniería ambiental. Este último aspecto se ha convertido en uno de los ejes de la modernización de los servicios, por lo cual se ha ejecutado el Proyecto de Manejo de Residuos Sólidos Hospitalarios, el cual, dentro del modelo de administración de residuos biocontaminados, considera un completo proceso de sensibilización y capacitación sobre el personal de los establecimientos de salud.

2.- Se busca con esto el cambio organizacional a través de la adecuación del sistema gerencial orientado al manejo óptimo de los residuos; también es fundamental el conocimiento de la bioseguridad y de las infecciones intrahospitalarias, para un adecuado control de los riesgos; finalmente, el dominio del proceso técnico - operativo del manejo de residuos completará el conjunto de instrumentos que comprende el proceso de sensibilización y capacitación diseñado.

2.4.2 Relacionados con el manejo de residuos sólidos hospitalarios

USAID. (2006). *Manuales ambientales - manejo de residuos sólidos hospitalarios*. Señala:

1.- Hoy en día, el manejo de los residuos que se generan en los establecimientos de salud es deficiente. En algunas áreas urbanas se entregan al recojo municipal para su posterior disposición. En algunos casos se dispone de recojo diferenciado de los residuos sólidos comunes.

2.- En el caso de áreas periurbanas o rurales, estos residuos son enterrados sin ningún tipo de tratamiento en una fosa sin revestimiento. En algunos lugares, los establecimientos queman los residuos en incineradores dentro sus instalaciones, pero no operan estos dispositivos de manera apropiada.

3.- Aunque los establecimientos de salud ofrecen muchos beneficios importantes a las comunidades, también pueden, sin proponérselo, ocasionar graves daños debido a un inadecuado manejo de residuos.

4.- Los residuos que se generan en los establecimientos de salud son peligrosos. Si éstos se manipulan, se tratan o se desechan incorrectamente pueden diseminar enfermedades y envenenar a las personas, a los animales, a las plantas e incluso a ecosistemas completos.

Vásquez Hidalgo, A. (1999). *Propuesta de intervención en la gestión y manejo de residuos sólidos*. Señala:

1.- El inadecuado manejo de los residuos sólidos producidos en los hospitales, genera un problema en la salud pública así como al medio ambiente en el riesgo de enfermar por enfermedades infectocontagiosas intra y extrahospitalarias.

2.- Al analizar el problema por planos se encuentra que a Nivel General existe una inadecuada legislación nacional al problema; a Nivel Particular no existe un plan de gestión y manejo de residuos sólidos en el primer, segundo y tercer nivel de atención, no hay estudios de percepción que sensibilicen y concienticen a la comunidad local; a Nivel Singular, no se cuenta con métodos de tratamiento adecuados, inadecuada recolección, transporte, tratamiento y disposición final.

CEPIS. (1994). *Guía para el manejo interno de residuos sólidos en centros de atención de salud.* Señala:

1.- Para los residuos sólidos hospitalarios, las ventajas de practicar la segregación en el origen son: Reducir los riesgos para la salud y el ambiente, impidiendo que los residuos infecciosos o especiales, que generalmente son fracciones pequeñas, contaminen los otros residuos generados en el hospital; disminuir costos, ya que sólo se dará tratamiento especial a una fracción y no a todos los residuos generados; reciclar directamente algunos residuos que no requieren tratamiento ni acondicionamiento previo.

2.- Es posible promover el reciclaje de los residuos de los centros de atención de salud, cuando se presenten las siguientes condiciones: Cuando el costo de recuperación de los residuos es más económico que su transporte, tratamiento y/o disposición adecuada, los responsables del manejo de estos residuos optarán por asegurar el reciclaje; en cada uno de los servicios que componen un centro de atención de salud deberán asumirse acciones orientadas a prevenir la mezcla de los residuos. Debe evitarse la alteración de la composición de un determinado tipo de residuo por otro u otros residuos generados en el mismo servicio, pues tomará su recuperación o reciclaje.

2.4.3 Relacionados con el tratamiento de residuos

Martínez, M. (2000). *Experiencia en el manejo de los residuos sólidos hospitalarios*. Señala:

1.- Con un tratamiento adecuado de los residuos generados, evitamos que exista la posibilidad de algún agente patógeno que contenga algún residuo y evitamos la aparición de insectos transmisores. Al dar un adecuado tratamiento a los residuos estamos brindando seguridad a las personas internas y externas que estén encargadas del manejo de los mismos.

2.- Respecto al compromiso integral con el ambiente y con la comunidad, se transfiere el conocimiento de esta tecnología a todas las empresas, instituciones educativas y demás personas que tienen interés en conocer e implementar este programa.

3.- En el tema referente a la optimización de costos en el manejo de los residuos, se evita sobrecostos por un manejo desorganizado de los residuos. Con la venta de los residuos reciclables, también colaboramos a sufragar los costos que implica el manejo adecuado de los residuos".

Ministerio de Salud del Perú (MINSA, 1998). *Tecnologías de tratamiento de residuos sólidos de establecimientos de salud*. Señala:

1.- Los establecimientos de salud del Perú no cuentan con sistemas adecuados de tratamiento de desechos sólidos biomédicos o biocontaminados, sin considerar los centros de salud y postas médicas; se estima que el 60% de éstos cuentan con sistemas de tratamiento "quemadores" mal llamados incineradores, de los cuales aproximadamente el 10% se encuentran en operación; el resto de los establecimientos disponen sus desechos en rellenos sanitarios, botaderos o inclusive son arrojados a los ríos causando problemas a la población que utiliza el agua de esta fuente para su consumo diario, así como la contaminación y deterioro ambiental. Por otro lado, existe un desconocimiento de las técnicas de tratamiento actuales, sus ventajas técnicas, económicas y ambientales, sus costos por parte de los funcionarios de salud, quienes toman la decisión final en la selección, adquisición y puesta en operación de los sistemas de tratamiento.

2.- Los resultados del estudio han identificado cuatro tecnologías más empleadas en el ámbito mundial, Incineración, Esterilización a Vapor (Autoclaves), Desinfección por Microondas y Tratamiento Químico. El estudio describe las tecnologías identificadas, detallando sus características técnicas y tecnologías de tratamiento de residuos sólidos de establecimientos de salud operativas, su modo de empleo, identifica las ventajas y desventajas más importantes.

CAPÍTULO III

MARCO METODOLÓGICO

3.1 TIPO DE INVESTIGACIÓN

DESCRIPTIVO[8]: El método de investigación utilizado es el estudio descriptivo, el mismo que consiste en describir fenómenos, situaciones, contextos y eventos; esto es detallar cómo son y se manifiestan. Los estudios descriptivos busca especificar las propiedades, las características y los perfiles de las personas, grupos, comunidades, procesos, objetos o cualquier otro fenómeno que se someta a un análisis (Danhke, 1989). Es decir, miden, evalúan o recolectan datos sobre diversos conceptos (variables), aspectos, dimensiones o componentes del fenómeno a investigar.

3.2 DISEÑO[9] Y ESQUEMA DE LA INVESTIGACIÓN

3.2.1 DISEÑO DESCRIPTIVO COMPARATIVO

Se utilizara este diseño para realizar la comparación del nivel de Aplicación de la NTS N° 096-MINSA/DIGESA V.01. en los años 2013 y 2014, por parte de la Red Asistencial EsSalud - Hospital II Tarapoto y en el Hospital Amazónico de Yarinacocha. Al respecto este tipo de diseño considera dos o más investigaciones descriptivas simples[10], para luego comparar los datos recogidos.

---

[8] En un estudio descriptivo se selecciona una serie de cuestiones y se mide o recolecta información sobre cada una de ellas, para así (valga la redundancia) describir lo que se investiga.

[9] El diseño de investigación se puede definir como una estructura u organización esquematizada que adopta el investigador para relacionar y controlar las variables de estudio. Sirve como instrumento de dirección y restricción para el investigador, en tal sentido, se convierte en un conjunto de pautas bajo las cuales se va a realizar un experimento o estudio. (Hernández et al., 2010).

[10] Al respecto en este tipo de diseño (diseño descriptivo simple), el investigador busca y recoge información relacionada con el objeto de estudio, no presentándose la administración o control de un tratamiento, es decir está constituida por una variable y una población determinada (Hernández, Fernández & Baptista, 2006).

3.2.2 REPRESENTACIÓN ESQUEMÁTICA

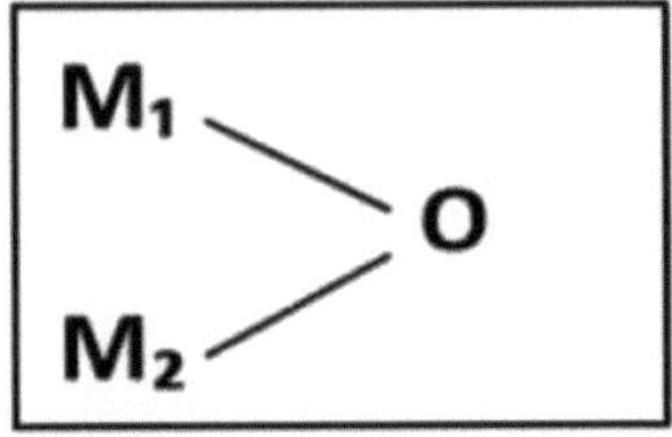

Donde:

M_1: Representa a la muestra de la Red Asistencial EsSalud - Hospital II Tarapoto.

M_2: Representa a la muestra del Hospital Amazónico de Yarinacocha.

O: Corresponde a la información que recogemos de la muestra.

3.3 POBLACIÓN Y MUESTRA

Tabla 21: *Población, muestra de investigación y tipo de muestreo*

POBLACIÓN	MUESTRA	TIPO DE MUESTREO
El *personal administrativo* de la Red Asistencial EsSalud - Hospital II Tarapoto y del Hospital Amazónico de Yarinacocha.	1. Director del establecimiento de salud, en su calidad de Presidente del Comité de gestión y manejo de residuos sólidos hospitalarios. 2. Responsable de la Unidad de Saneamiento Ambiental. 3. Personal responsable del manejo interno de residuos sólidos hospitalarios.	Muestreo no probabilístico (Muestreo Intencional): Este tipo de muestreo se caracteriza por que el investigador selecciona intencionadamente los individuos de la población. Es aplicable en esta investigación de tipo descriptiva, toda vez que se seleccionó al personal que poseía la información.

3.4 INSTRUMENTOS DE RECOLECCIÓN DE DATOS

3.4.1 INSTRUMENTOS DE RECOLECCIÓN

- Pedido de Información: Instrumento que permitió recabar información sobre los documentos técnicos y administrativos (gestión) de los establecimientos de salud investigados, a través de la técnica de revisión documental.

- Ficha de evaluación de manejo de residuos hospitalarios: Instrumento que permitió recabar información sobre el manejo de los residuos hospitalarios en los establecimientos de salud investigados, a través de la técnica de revisión documental.

- Cuestionario: Instrumento que permitió recabar información sobre la gestión y manejo de residuos hospitalarios de los establecimientos de salud investigados, a través de la técnica de la entrevista.

3.4.2 VALIDACIÓN DE LOS INSTRUMENTOS

- El instrumento: Pedido de Información, se valida en el marco de la Ley N° 27806 – Ley de Transparencia y Acceso a la Información Pública y en el marco de la Ley N° 26811 - Ley General del Ambiente. Así mismo se ha validado por el criterio de 03 profesionales, y por el Jurado Examinador del proyecto de investigación de tesis de maestría.

- El instrumento: Ficha de evaluación de manejo de residuos hospitalarios, se valida en el marco de la NTS N° 096-MINSA/DIGESA V.01. Norma Técnica de Salud: "Gestión y Manejo de Residuos Sólidos en Establecimientos de Salud y Servicios Médicos de Apoyo"

- El instrumento: Cuestionario, se ha validado por el criterio de 03 profesionales con el grado de magister, y por el Jurado Examinador del proyecto de investigación de tesis de maestría.

3.5 TÉCNICAS DE RECOJO, PROCESAMIENTO Y PRESENTACIÓN DE DATOS

3.5.1 TÉCNICAS DE RECOJO

- Revisión documental: Técnica por la cual empleando los instrumentos (pedido de Información y ficha de evaluación de manejo de residuos hospitalarios) se recabó información sobre la gestión y manejo de residuos hospitalarios de los establecimientos de salud investigados para su revisión y análisis.

- Entrevista: Técnica por la cual empleando el instrumento (cuestionario) se recabó información sobre la gestión y manejo de residuos hospitalarios de los establecimientos de salud investigados para su análisis.

3.5.2 PROCESAMIENTO

El análisis de la información recabada a través de los instrumentos (pedido de Información, ficha de evaluación de manejo de residuos hospitalarios y cuestionario) se realizó empleando el Software: IBM SPSS Statistics 22.

3.5.3 PRESENTACIÓN DE DATOS

Tras el análisis de la información, los datos obtenidos son presentados a través de tablas y figuras con sus respectiva interpretaciones, que responden a los indicadores de las variables de la investigación.

La discusión de los resultados se hizo contrastando las conclusiones de las investigaciones citadas como antecedentes, los planteamientos del marco teórico, la base legal y la hipótesis de la investigación.

CAPÍTULO IV

RESULTADOS

Para la interpretación de los resultados se considera los siguientes criterios:

- **Satisfactorio:** Cumplió la Norma Técnica de Salud N° 096 - MINSA/DIGESA-V.01.
- **No satisfactorio:** No cumple la Norma Técnica de Salud N° 096 - MINSA/DIGESAV.01.

Se obtuvo resultados de las 2 etapas establecidas en la Norma Técnica de Salud N° 096 - MINSA/DIGESA-V 01: **Gestión** y **Manejo,** conforme al siguiente detalle:

- **Gestión de residuos sólidos hospitalarios**

Indicadores:

A.- Diagnostico situacional de residuos sólidos hospitalarios

B.- Identificación de servicios y/o unidades generadoras de residuos sólidos hospitalarios

C.- Caracterización de residuos sólidos hospitalarios generados por servicios

D.- Comité de gestión y manejo de residuos sólidos hospitalarios

E.- Unidad responsable del manejo de residuos sólidos hospitalarios

F.- Plan de gestión y manejo de residuos sólidos hospitalarios

G.- Capacitación al personal

H.- Implementación de equipos y materiales en los servicios generadores de residuos sólidos hospitalarios

I.- Evaluación en el área de servicio y/o unidades generadoras de residuos sólidos hospitalarios

J.- Manifiesto de manejo de residuos sólidos peligrosos

K.- Declaración anual de residuos sólidos hospitalarios

❖ **Manejo de residuos sólidos hospitalarios**

Esta etapa se evaluó empleando los criterios de la Lista de Verificación anexa a la Norma Técnica de Salud N° 096 - MINSA/DIGESA-V 01. Para ello se utilizó los siguientes términos:

- ❖ SI = En caso la entidad cumplió.
- ❖ PA = En caso la entidad cumplió parcialmente.
- ❖ NO = En caso la entidad no cumplió.
- ❖ NA = En caso no se aplique el criterio.

Indicadores:

A.- Acondicionamiento

B.- Segregación

C.- Almacenamiento primario

D.- Almacenamiento intermedio

E.- Transporte interno

F.- Almacenamiento final

G.- Tratamiento

H.- Recolección externa (transporte externo)

I.- Disposición final

4.1 Respecto al Hospital Amazónico de Yarinacocha

El Hospital Amazónico de Yarinacocha se encuentra en funcionamiento desde el 28 de mayo de 1956, su construcción es de tipo mixto (Monoblock y Pabellones), y su control administrativo está a cargo del MINSA. Este establecimiento brinda un servicio asistencial de atención de pacientes en hospitalización, para ello cuenta con un personal de 432. Siendo una preocupación el inadecuado manejo de sus residuos hospitalarios.

4.1.1.- Aplicación de la Norma Técnica de Salud N° 096 - MINSA/DIGESA-V 01 en el Hospital Amazónico de Yarinacocha, durante el año 2013 y 2014

4.1.1.1.- Gestión de residuos sólidos hospitalarios

A.- Diagnostico situacional de residuos sólidos hospitalarios

En ambos años 2013 y 2014, el Hospital Amazónico de Yarinacocha ha cumplido con este indicador (*Figura 5*), dado que se contó con un diagnóstico elaborado por la Unidad de Epidemiología Hospitalaria, a través del área de Salud Ambiental, y este se consignó en el Plan de Gestión y Manejo de Residuos Sólidos Hospitalarios de los años 2013 y 2014.

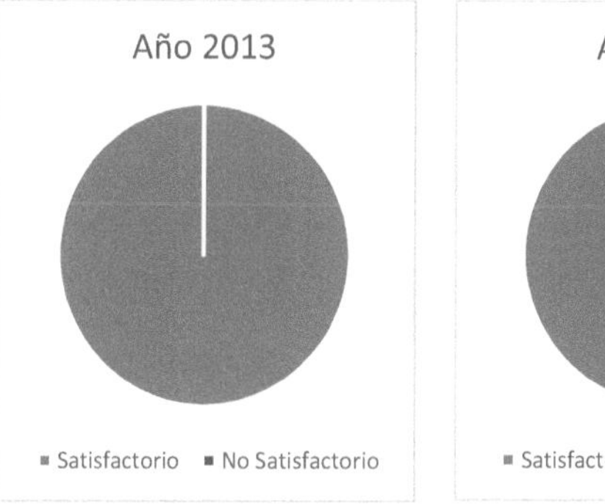

Figura 5. Existencia de un diagnostico situacional de residuos sólidos en el Hospital Amazónico de Yarinacocha, durante el año 2013 y 2014.

B.- Identificación de servicios y/o unidades generadoras de residuos sólidos hospitalarios

En ambos años 2013 y 2014, el Hospital Amazónico de Yarinacocha ha cumplido con este indicador (*Figura 6*), dado que ha procedido a identificar sus 12 servicios generadores de residuos sólidos hospitalarios (Tabla 22).

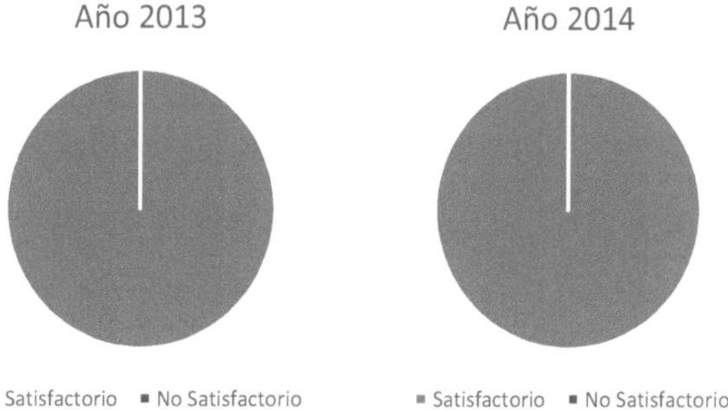

Figura 6. Identificación de servicios y/o unidades generadoras de residuos sólidos en el Hospital Amazónico de Yarinacocha, durante el año 2013 y 2014.

Tabla 22: *Servicios generadores de residuos sólidos en el Hospital Amazónico de Yarinacocha, durante el año 2013 y 2014*

Servicio del Hospital
1.- Hospitalización
2.- Centro quirúrgico
3.- Emergencia y cuidados críticos
4.- Consultorio externo y especialidades medico quirúrgicas
5.- Central de esterilización
6.- Patología clínica
7.- Banco de sangre
8.- Anatomía patológica
9.- Diagnóstico por imágenes
10.- Nutrición
11.- Lavandería
12.- Administrativos

C.- Caracterización de residuos sólidos hospitalarios generados por servicios

En ambos años 2013 y 2014, el Hospital Amazónico de Yarinacocha ha cumplido con este indicador (*Figura 7*), dado que ha procedido a caracterizar el tipo de residuos generados en 12 servicios del Hospital (Tabla 23). Siendo que el residuo que más se ha generado en estas áreas son las agujas, lo que demuestra su peligrosidad y que debe segregarse adecuadamente por los profesionales correspondientes.

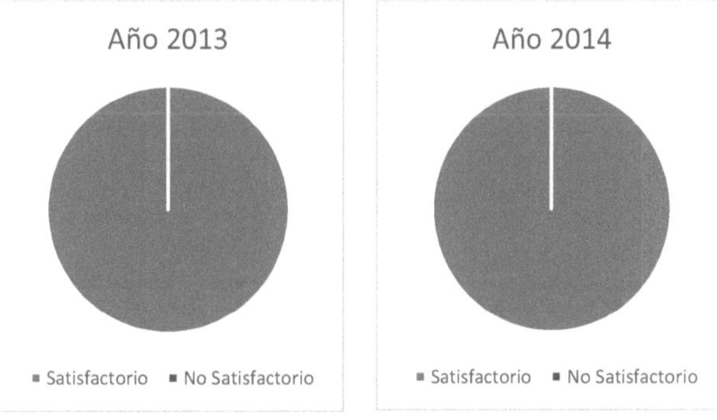

Figura 7. Realización de la caracterización de residuos sólidos hospitalarios generados por servicios en el Hospital Amazónico de Yarinacocha, durante el año 2013 y 2014.

Tabla 23: *Tipos de residuos generados por servicio brindado en el Hospital Amazónico de Yarinacocha, durante el año 2013 y 2014*

Servicio del Hospital	Tipos de residuos generados
1.- Hospitalización	□ Biocontaminados: Guantes, gasas, bajalenguas, mascarillas descartables, sondas de aspiración, agujas hipodérmicas, equipo de venoclisis, jeringas, gasas, torundas de algodón, catéteres endovenosos, ampollas de vidrio rotas, sonda foley, sonda nasogástrica, sonda rectal y esparadrapo. Máscaras de nebulización, bolsas de polietileno, frascos de suero, llaves de doble y triple vía, papel toalla, bolsas. □ Comunes: Papel toalla, papeles. □ Especiales: En caso de tratamiento oncológico: jeringas, vías, gasas contaminadas con citostáticos, etc.
2.- Centro quirúrgico	□ Biocontaminados: Hojas de bisturís, agujas hipodérmicas, catéteres endovenosos, punzones, equipos de venoclisis, gasas, guantes, ampollas de vidrios rotos, catéter peridural, campos quirúrgicos descartables, piezas anatómicas, paquetes globulares vacíos, equipos de transfusión, etc. □ Comunes: Papel crepado, bolsas de polietileno, cajas de cartón.
3.- Emergencia y cuidados críticos	□ Biocontaminados: Guantes, bajalenguas, mascarillas descartables, sondas de aspiración,

	alitas, agujas hipodérmicas, equipo de venoclisis, jeringas, gasas, torundas de algodón, catéteres endovenosos, ampollas de vidrio rotas, llaves de doble y triple vía, sonda foley, sonda nasogástrica, sonda rectal, esparadrapo, máscaras de nebulización, etc. □ Comunes: Papel toalla, papel, bolsas de polietileno, frascos de suero.
4.- Consultorio externo y especialidades medico quirúrgicas	□ Biocontaminados: gasas, algodón, bisturís, agujas, apósitos con sangre. □ Comunes: papel toalla, dispositivos de yeso.
5.- Central de esterilización	□ Biocontaminados: papeles, guantes, bolsas de polietileno, galoneras enzimáticas, frascos rotos, mascarilla. □ Comunes: Papeles, frascos rajados. □ Especiales: Bolsas de polietileno conteniendo óxido de etileno.
6.- Patología clínica	En la fase pre analítica se generan fundamentalmente residuos punzocortante y envases con muestras de fluidos o secreciones corporales, que provienen de la toma de muestra. En la fase post analítica se generan cultivos microbiológicos. □ Biocontaminados: Guantes de látex, gasas, torundas de algodón, mascarillas, agujas descartables, tubos al vacío, lancetas, jeringas, receptáculos, láminas, tubos rotos, placas petri, medios de cultivos inoculados, esparadrapo. □ Comunes: Papel, cartón, frascos, bagueta, papel toalla, bolsas.
7.- Banco de sangre	□ Biocontaminados: Algodón, guantes, agujas hipodérmicas, guantes, cánulas, bolsas de sangre (llenas), mascarillas, tarjetas de grupos (plástico), algodón. □ Común: Papel, bolsas plásticas
8.- Anatomía patológica	□ Biocontaminados: Guantes de látex, gasas, mascarillas, lancetas, laminas portaobjetos, tubos rotos, piezas anatómicas, restos de piezas anatómicas, esparadrapo.), algodón. □ Común: Papel, cartón, frascos, papel toalla, bolsas. □ Especial: Frascos de tinciones y reactivos.
9.- Diagnóstico por imágenes	□ Biocontaminados: Guantes de látex, gasas, mascarillas, esparadrapo. □ Común: Papel, cartón, frascos, papel toalla, bolsas. □ Especial: Gel, reactivos.
10.- Nutrición	□ Biocontaminados: Restos de alimentos de los usuarios (pacientes). □ Comunes: Empaques, latas de leche, restos de verduras (cáscaras, etc.), restos de carnes, bolsas, maderas, papeles de insumos empacados, restos

	de alimentos, etc. Especiales: Envases de desinfectantes.
11.- Lavandería	Biocontaminados: Material punzocortante agujas, jeringas, bisturís, ropa deteriorada manchada con fluidos corporales. Comunes: Papeles de insumos.
12.- Administrativos	Los residuos generados en oficinas, auditorios, salas de espera y pasillos son considerados residuos comunes y en algunos casos reciclables, por lo tanto, estas áreas deberán ser acondicionadas con recipientes para residuos comunes.

D.- Comité de gestión y manejo de residuos sólidos hospitalarios

En ambos años 2013 y 2014, el Hospital Amazónico de Yarinacocha no ha cumplido con este indicador (*Figura 8*), dado que no se ha conformado ni se ha aprobado por resolución el Comité de gestión y manejo de residuos sólidos hospitalarios. Si bien es cierto en este periodo se ha contado con un Comité de Bioseguridad, la administración no lo acreditó con la documentación.

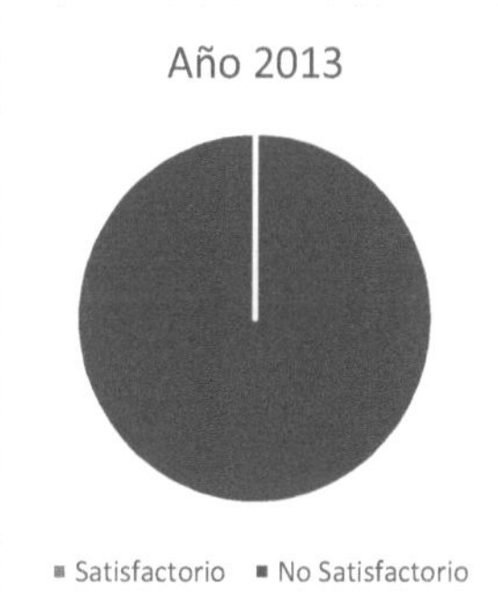

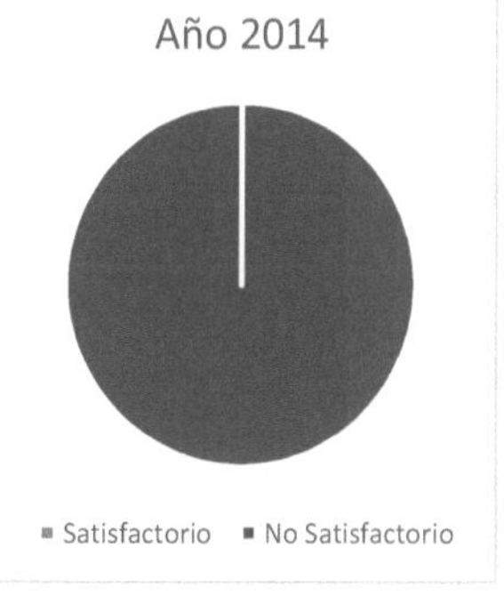

Figura 8. Conformación del comité de gestión y manejo de residuos sólidos en el Hospital Amazónico de Yarinacocha, durante el año 2013 y 2014.

E.- Unidad responsable del manejo de residuos sólidos hospitalarios

En ambos años 2013 y 2014, el Hospital Amazónico de Yarinacocha ha cumplido este indicador (*Figura 9*), designando a la Unidad de Epidemiología Hospitalaria como la unidad responsable del manejo de residuos hospitalarios, cuyo Jefe fue el Lic. Juan M. Ríos Valles. Durante ambos años, el responsable del Área de Limpieza fue el Sr. Julián Saldaña Sajamí. Para el 2013 el Área de Salud Ambiental, Seguridad y Salud en el trabajo estuvo a cargo del Lic. Jorge Ávila, y en el 2014 asumió esta responsabilidad el Lic. Carlos Salles Chumbe.

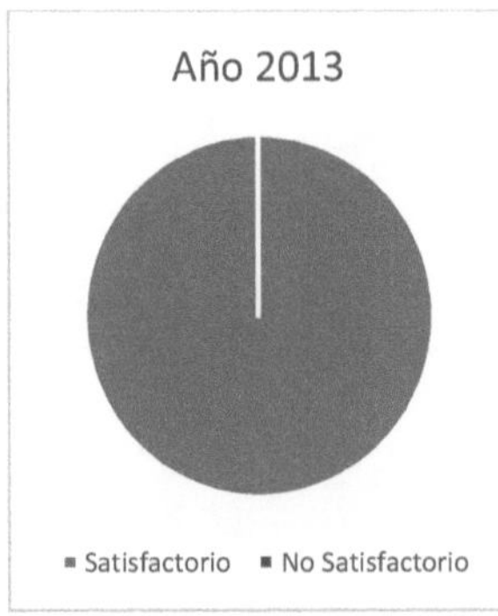

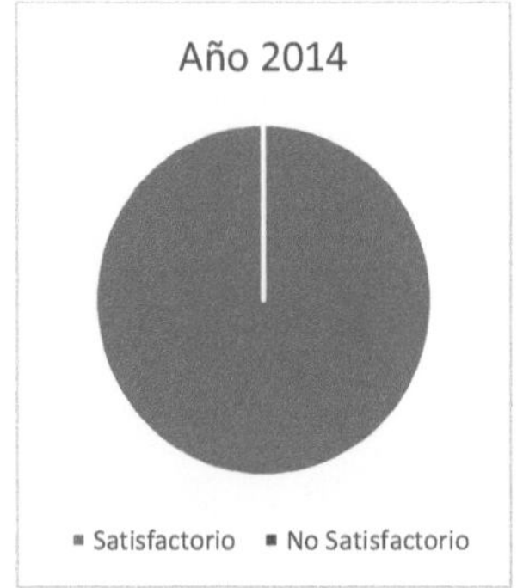

Figura 9. Existencia de la unidad responsable del manejo de residuos sólidos en el Hospital Amazónico de Yarinacocha, durante el año 2013 y 2014.

F.- Plan de gestión y manejo de residuos sólidos hospitalarios

En ambos años 2013 y 2014, el Hospital Amazónico de Yarinacocha no ha cumplido con este indicador (*Figura 10*), dado que no ha aprobado su Plan de gestión y manejo de residuos sólidos hospitalarios a través de Resolución Directoral, pese a su elaboración por parte de la Unidad de Epidemiología Hospitalaria, a través del área de Salud Ambiental.

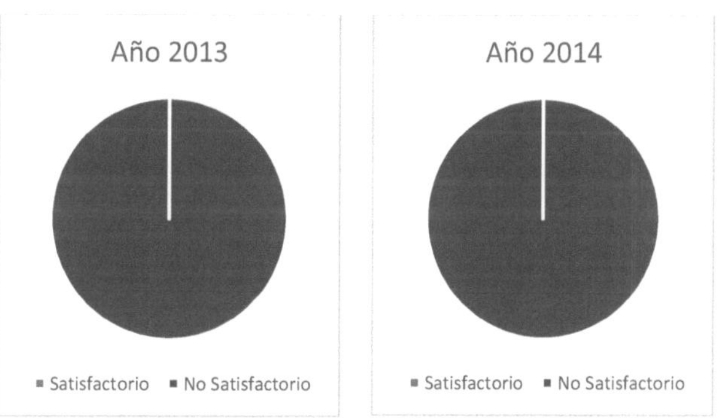

Figura 10. Aprobación del plan de gestión y manejo de residuos sólidos del Hospital Amazónico de Yarinacocha, durante el año 2013 y 2014.

G.- Capacitación al personal

En ambos años 2013 y 2014, el Hospital Amazónico de Yarinacocha ha cumplido con este indicador (*Figura 11*), dado que el personal de diversas áreas ha recibido capacitaciones (Tabla 24).

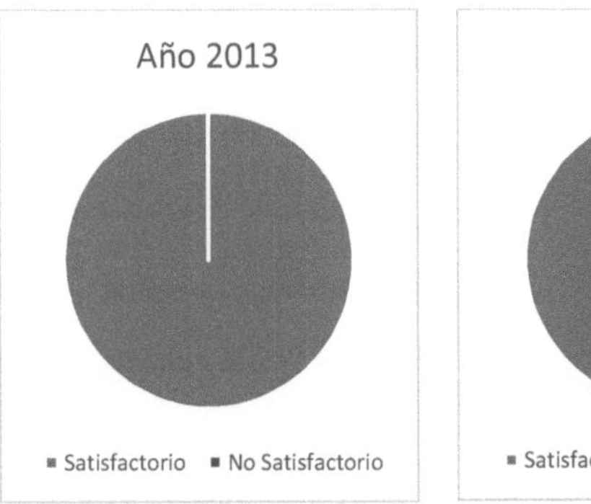

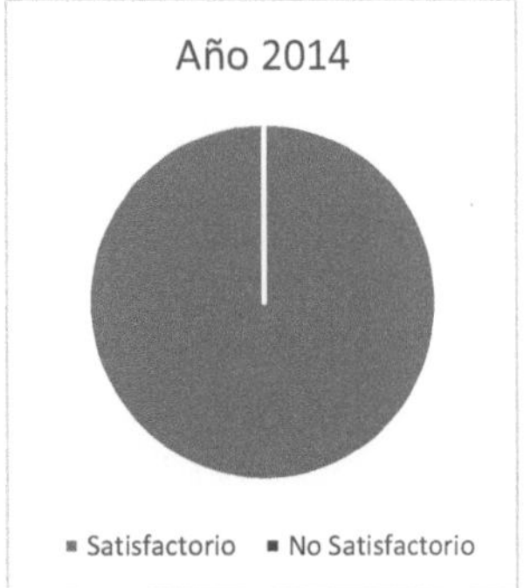

Figura 11. Realización de capacitaciones al personal por parte del Hospital Amazónico de Yarinacocha, durante el año 2013 y 2014.

Tabla 24: *Capacitaciones al personal por parte del Hospital Amazónico de Yarinacocha, durante el año 2013 y 2014*

Año 2013	Año 2014
Se capacitaron a 255 personas; de ello 100 fueron capacitados en el tema de Medidas de Bioseguridad Hospitalaria (Dirigido a: Unidad de Cuidados intensivos, Área de Emergencia y UCI, Área de Ginecología, Área de Medicina, y Enfermería), 115	Se capacitaron a 243 personas; y a diferencia del año 2013 se ha involucrado a otras áreas tales como Servicios Generales y Logística (capacitación en temas específicos: Criterios Técnicos para la adquisición de materiales para el manejo de residuos sólidos hospitalarios), y que

fueron capacitados en el tema de Manejo de Residuos Sólidos Hospitalarios (Dirigido a: Servicio de Medicina, Servicio de Hospitalización de Gíneco-Obstetricia, Área de Nutrición, Área de MATINM, Limpieza, y Servicio de Pediatría), y 40 fueron capacitados en el tema de Lavado de manos hospitalarias y clínicos (Dirigido a: Área de Neonatología, Servicio de Medicina, Servicio de Cirugía, Área de Ginecología). Las áreas que recibieron los tres temas de capacitación son: Servicio de Medicina y Servicio de Ginecología.	además se han hecho tres reuniones (28/08/14, 29/08/14, y 10/12/14) con todo el personal de salud de la entidad. Así mismo se han abordado nuevos temas de capacitación, tales como: Infecciones asociadas a la atención de salud y entrenamiento de lavado de manos, limpieza y desinfección del ambiente hospitalario, reglas de oro sugeridas por la OMS para la manipulación de alimentos; y se continuo con los temas anteriores: Medidas de Bioseguridad Hospitalaria, lavados de manos, Manejo de Residuos Sólidos Hospitalarios pero esta vez enfatizado en la segregación de los residuos hospitalarios.

H.- Implementación de equipos y materiales en los servicios generadores de residuos sólidos hospitalarios

En ambos años 2013 y 2014, el Hospital Amazónico de Yarinacocha no ha cumplido con este indicador de forma satisfactoria (*Figura 12*), y esto se ve reflejado en el poco acondicionamiento de servicios generadores de residuos sólidos hospitalarios ya que los recipientes para residuos sólidos se encuentran sin tapas, necesitan ser remplazados y no cuentan con bolsas según el color por tipo de residuo que se genera por cada servicio; así mismo en los servicios de hospitalización no se cuenta con recipientes rígidos especiales (RRE). Con referencia a la seguridad e higiene ocupacional en el manejo de los residuos sólidos hospitalarios, se advierte de la información que el personal encargado de realizar estas actividades no contaba con equipo de protección personal para el manejo de residuos sólidos, que el 15% del personal no contaba con vacunas completas, y que el personal no contaba con materiales suficientes y adecuados para el desarrollo de su labor.

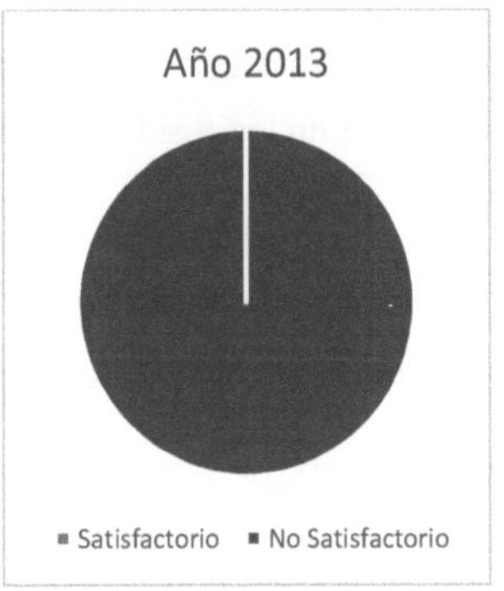

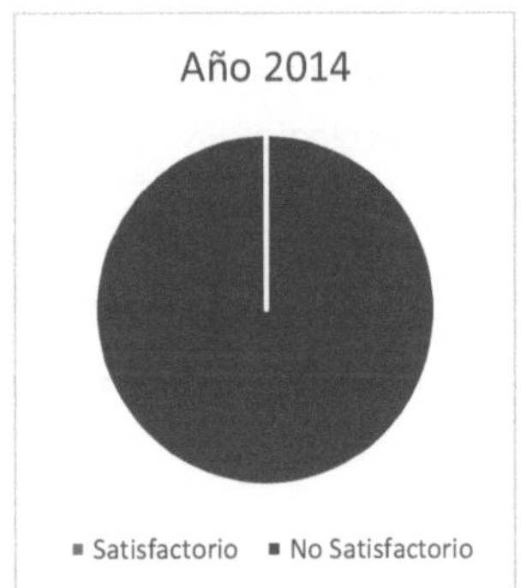

Figura 12. Implementación de equipos y materiales en los servicios generadores de residuos sólidos por parte del Hospital Amazónico de Yarinacocha, durante el año 2013 y 2014.

I.- Evaluación en el área de servicio y/o unidades generadoras de residuos sólidos hospitalarios

En ambos años 2013 y 2014, el Hospital Amazónico de Yarinacocha no ha cumplido con este indicador (*Figura*

13), dado que la Unidad de Epidemiología Hospitalaria a través del Área de Salud Ambiental no han hecho las evaluaciones periódicas exigidas en la norma (de forma mensual), además que los resultados obtenidos no han sido alentadores al evaluar los criterios de la lista de verificación de la Norma Técnica de Salud N° 096 - MINSA/DIGESA-V 01.

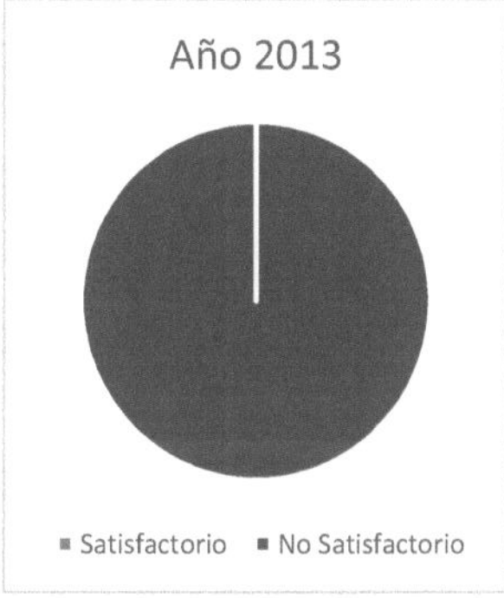

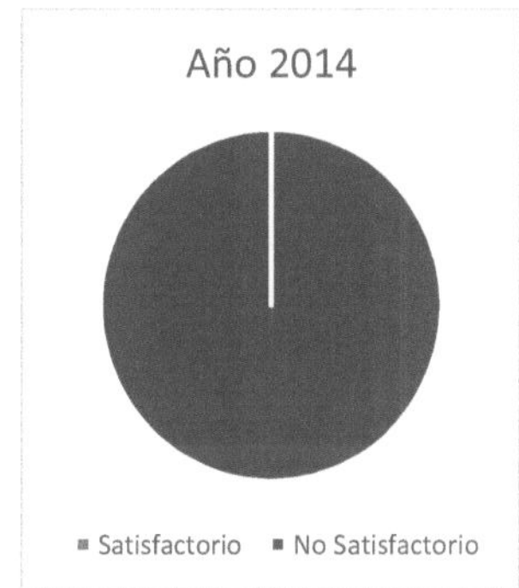

Figura 13. Evaluación en el área de servicio y/o unidades generadoras de residuos sólidos por parte del Hospital Amazónico de Yarinacocha, durante el año 2013 y 2014.

J.- Manifiesto de manejo de residuos sólidos peligrosos

En ambos años 2013 y 2014, el Hospital Amazónico de Yarinacocha no ha cumplido con este indicador (*Figura 14*), dado que si bien han registrado mensualmente los residuos peligrosos en los manifiestos (Tabla 25), estos no se pusieron de conocimiento a la autoridad competente.

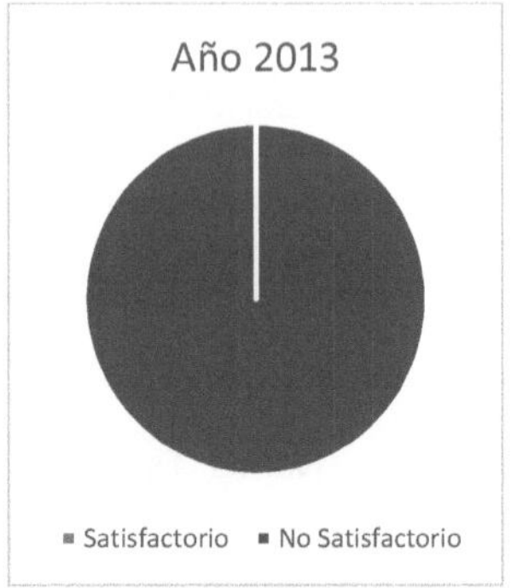

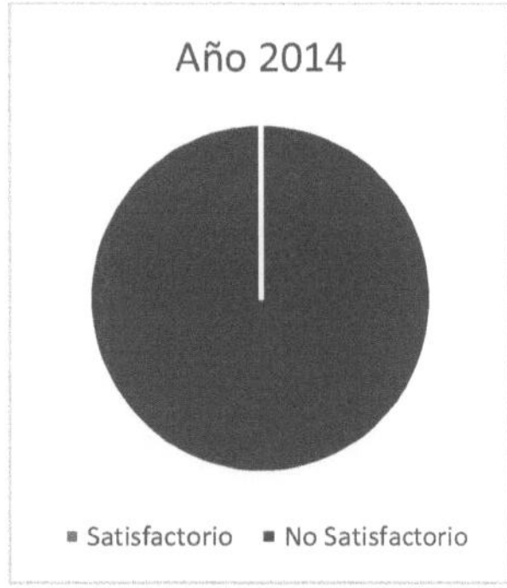

Figura 14. Remisión de manifiestos de manejo de residuos sólidos peligrosos por parte del Hospital Amazónico de Yarinacocha, durante el año 2013 y 2014.

Tabla 25: *Registro mensual de residuos peligrosos en los manifiestos elaborados por el Hospital Amazónico de Yarinacocha, durante el año 2013 y 2014*

Meses	Cantidad generada en el 2013	Cantidad generada en el 2014
Enero	2710 kg.	4118 kg.
Febrero	2926 kg.	3660 kg.
Marzo	2594 kg.	3951 kg.
Abril	2841 kg.	3756 kg.
Mayo	2671 kg.	4636 kg.
Junio	3096 kg.	4036 kg.
Julio	3698 kg.	4586 kg.
Agosto	3464 kg.	4312 kg.
Septiembre	3303 kg.	4410 kg.
Octubre	3410 kg.	4908 kg.
Noviembre	3180 kg.	3709 kg.
Diciembre	3323 kg.	4008 kg.
Total	**37216 kg.**	**50090 kg.**
Σ 2013 y 2014	**87306 kg.**	

En el año 2013 se generó 37216 kg. de residuos sólidos hospitalarios, siendo el mes de julio el de mayor producción con 3698 kg., y el mes de marzo el de menor producción con 2594 kg.; dándose cuenta que existió un incremento mensual en la generación de residuos peligroso de 80 a 110 kg, aproximadamente. En el año 2014 se generó 50090 kg. de residuos sólidos hospitalarios, siendo el mes de octubre el de mayor producción con 4908 kg., y el mes de febrero el de menor producción con 3660 kg.; dándose cuenta que existió un incremento mensual en la generación de residuos peligroso de 80 a 200 kg, aproximadamente.

K.- Declaración anual de residuos sólidos hospitalarios

En ambos años 2013 y 2014, el Hospital Amazónico de Yarinacocha no ha cumplido con este indicador (*Figura 15*), dado que no se ha realizado el registro de declaración anual del manejo de residuos sólidos, por ello no ha sido reportado a la Dirección General de Salud Ambiental – DIGESA.

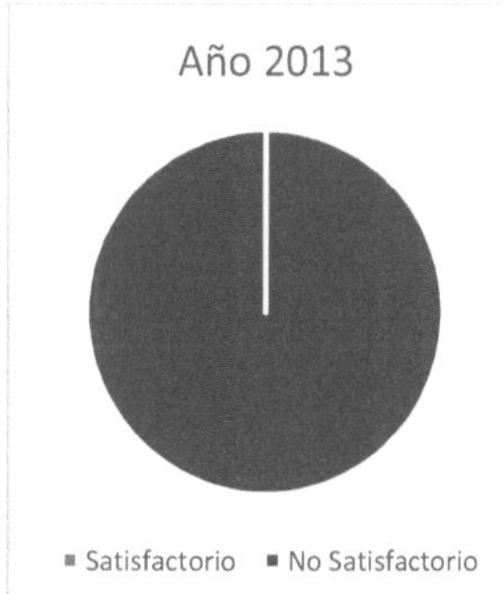

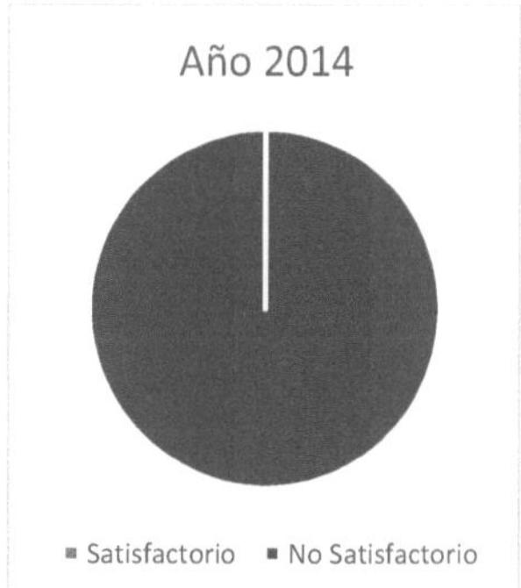

Figura 15. Elaboración y remisión de declaración anual de residuos sólidos por parte del Hospital Amazónico de Yarinacocha, durante el año 2013 y 2014.

4.1.1.2.- Manejo de residuos sólidos hospitalarios

A.- Acondicionamiento

En ambos años 2013 y 2014, el Hospital Amazónico de Yarinacocha no ha cumplido con este indicador (*Figura 16*), conforme se advierte de la evaluación de los criterios establecidos en la Lista de Verificación de la Norma Técnica de Salud N° 096 - MINSA/DIGESA-V 01 (Tabla 26) por el cual se evaluaron 07 Ítems, y del mismo el 57.1% (04) no se cumplen adecuadamente: Los recipientes para residuos sólidos se encuentran sin tapas, necesitan ser remplazados y no cuentan con bolsas según el color por tipo de residuo que se genera por cada servicio. En los servicios de hospitalización no se cuenta con recipientes rígidos especiales (RRE) y el encargado del manejo de residuos sólidos no verifica el cumplimiento del acondicionamiento de los residuos sólidos.

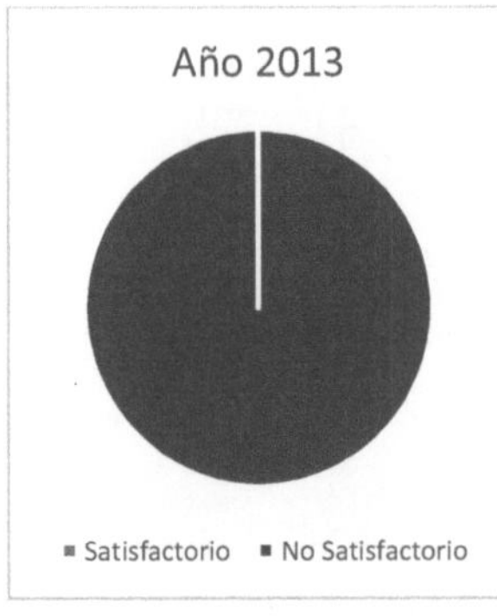

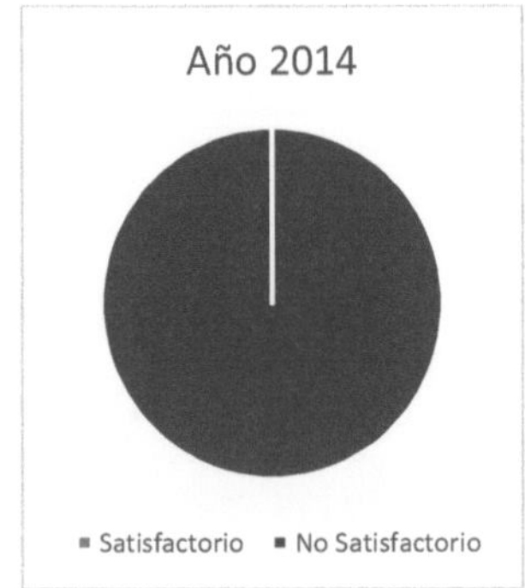

Figura 16. Cumplimiento de la fase de acondicionamiento en el Hospital Amazónico de Yarinacocha, durante el año 2013 y 2014.

Tabla 26: *Evaluación de la fase de acondicionamiento en el Hospital Amazónico de Yarinacocha, durante el año 2013 y 2014*

1.-	ACONDICIONAMIENTO	2013	2014
1.1	El servicio cuenta con el tipo y cantidad de recipientes según normas	NO	NO
1.2	Los recipientes cuentan con las bolsas según color (negro,rojo,amarillo)	NO	NO
1.3	El personal encargado de la limpieza coloca la bolsa doblando hacia el exterior	SI	SI
1.4	Los recipientes se ubican lo más cerca posible a la fuente de generación	SI	SI
1.5	En los servicios que generan material punzo cortante se cuenta con RRE	SI	SI
1.6	El recipiente rígido para material punzo cortante se ha ubicado correctamente de tal manera que no caiga ni voltee	NO	NO
1.7	El encargado del manejo de los residuos sólidos verifica el cumplimiento del acondicionamiento	NO	NO

B.- Segregación y Almacenamiento Primario

En ambos años 2013 y 2014, el Hospital Amazónico de Yarinacocha no ha cumplido con estos 2 indicadores - segregación y almacenamiento primario- (*Figura 17*), conforme se advierte de la evaluación de los criterios establecidos en la Lista de Verificación de la Norma Técnica de Salud N° 096 - MINSA/DIGESA-V 01 (Tabla 27) por el cual se evaluaron 11 Ítems, y del mismo el 63.6% (07) no se cumplen adecuadamente: El personal no realiza una adecuada segregación de los residuos sólidos en los puntos de generación, no se cuenta con recipientes rígidos para eliminación de residuos punzo cortantes, no se coloca el símbolo de seguridad a residuos conteniendo material radioactivo, no se empacan los vidrios rotos para una correcta eliminación.

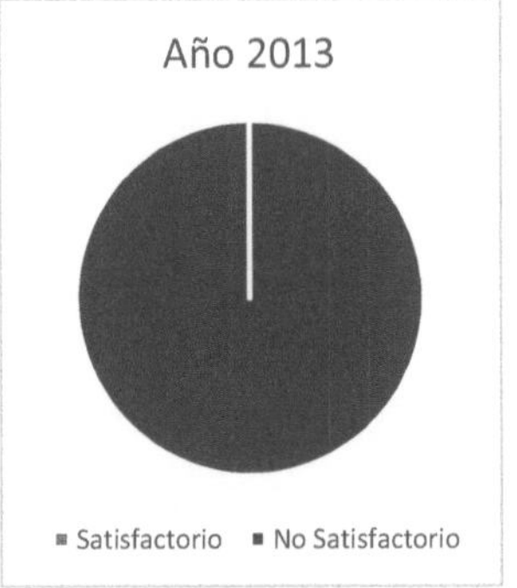

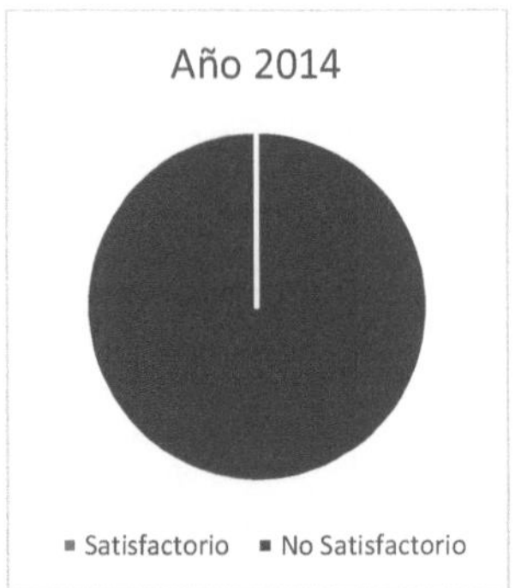

Figura 17. Cumplimiento de la fase de segregación y almacenamiento primario en el Hospital Amazónico de Yarinacocha, durante el año 2013 y 2014.

Tabla 27: *Evaluación de la fase de segregación y almacenamiento primario en el Hospital Amazónico de Yarinacocha, durante el año 2013 y 2014*

2.-	SEGREGACIÓN Y ALMACENAMIENTO PRIMARIO	2013	2014
2.1	El personal asistencial elimina los residuos en el recipiente respectivo de acuerdo a su clase	NO	NO
2.2	Se desechan los residuos con un mínimo de manipulación sobre todo para residuos biocontaminados y especiales	SI	SI
2.3	Los recipientes se utilizan hasta las dos terceras partes de su capacidad	SI	SI
2.4	En los recipientes rígidos solo se descarta la aguja	SI	SI
2.5	En los recipientes rígidos sin dispositivos de separación de agujas se descarta la unidad completa (aguja - jeringa)	NO	NO
2.6	Jeringas o material punzo cortante contaminados con residuos radioactivos se colocan en recipientes rígidos, rotulados con el símbolo de peligro radioactivo	NO	NO
2.7	El personal no separa la aguja de la jeringa con las manos ni reencapsula las agujas	SI	SI
2.8	Otros tipos de residuos punzo cortantes, (vidrios rotos), se empacan en papeles o cajas debidamente selladas	NO	NO
2.9	Los residuos de citotóxicos se introducen directamente en recipientes regidos exclusivos	NO	NO
2.10	Los residuos procedentes de fuentes radiactivas encapsuladas como cobalto, cesio, o el iridio son almacenados en sus contenedores de seguridad	NO	NO
2.11	Residuos procedentes de fuentes radiactivas no encapsuladas tales como: agujas, algodón, papel en contacto con algún radio hisopo, se almacenan temporalmente en un recipiente especial	NO	NO

C.- Almacenamiento intermedio

En ambos años 2013 y 2014, el Hospital Amazónico de Yarinacocha no ha cumplido con este indicador (*Figura 18*), conforme se advierte de la evaluación de los criterios establecidos en la Lista de Verificación de la Norma Técnica de Salud N° 096 - MINSA/DIGESA-V 01 (Tabla 28) dado que los servicios evaluados no cuentan con áreas de almacenamiento intermedio Implementadas, por lo que los ítems restantes califican como no aplica.

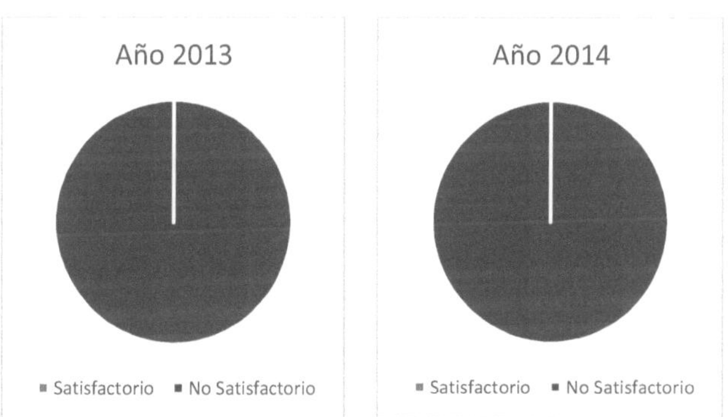

Figura 18. Cumplimiento de la fase de almacenamiento intermedio en el Hospital Amazónico de Yarinacocha, durante el año 2013 y 2014.

Tabla 28: *Evaluación de la fase de almacenamiento intermedio en el Hospital Amazónico de Yarinacocha, durante el año 2013 y 2014*

3.-	ALMACENAMIENTO INTERNO		
3.1	Se cuenta con un área exclusiva para el almacenamiento intermedio acorde con las especificaciones técnicas del manual	NO	NO
3.2	Los residuos embolsados prevenientes de los diferentes servicios, se depositan en los recipientes acondicionados según clase de residuos	NO	NO
3.3	No se comprimen las bolsas con los residuos a fin de evitar que se rompan y se generen derrames	NO	SI
3.4	Los recipientes se mantienen debidamente tapados.	NO	NO
3.5	Se mantiene la puerta del almacenamiento intermedio siempre cerrada.	NA	NO
3.6	Una vez llenos los recipientes no permanecen en este ambiente por más de 12 horas	NO	NO
3.7	Se mantiene el área de almacenamiento limpia y desinfecta para evitar la contaminación y proliferación de microorganismo patógenos y vectores	NA	NA

D.- Transporte interno

En ambos años 2013 y 2014, el Hospital Amazónico de Yarinacocha no ha cumplido con este indicador (*Figura 19*), conforme se advierte de la evaluación de los criterios establecidos en la Lista de Verificación de la Norma Técnica de Salud N° 096 - MINSA/DIGESA-V 01 (Tabla 29) por el cual se evaluaron 13 Ítems, y el 40% (06) no se cumplen adecuadamente tal como lo exige la norma técnica: El personal de limpieza no cuenta con equipo de protección personal, durante el proceso de recolección se vacían los residuos de una bolsa a otra, los recipientes que contiene agujas no se cierran y sellan correctamente para su traslado al almacén final, no se realiza una adecuada limpieza y desinfección de los baldes de recolección de residuos sólidos, los lavatorios y tazas de los baños.

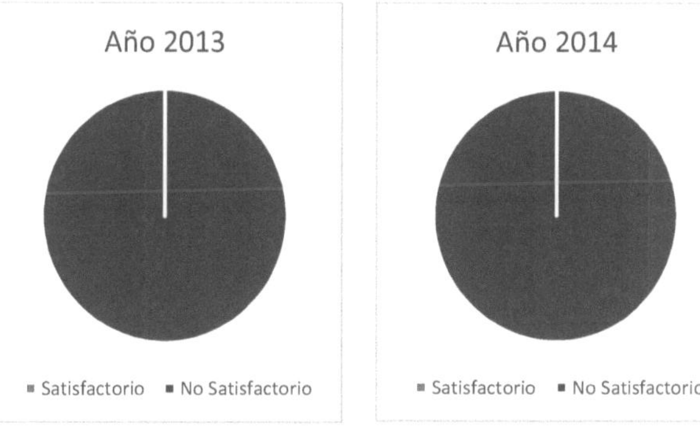

Figura 19. Cumplimiento de la fase de transporte interno en el Hospital Amazónico de Yarinacocha, durante el año 2013 y 2014.

Tabla 29: *Evaluación de la fase de transporte interno en el Hospital Amazónico de Yarinacocha, durante el año 2013 y 2014*

4.-	TRANSPORTE INTERNO		
4.1	El personal de limpieza recoge los residuos de acuerdo a la frecuencia de generación del servicio o cuando esté lleno	NO	NO
4.2	El personal de limpieza tiene y hace uso del equipo de protección personal	NO	NO
4.3	En el recojo de los residuos sólidos se cierra la bolsa amarrándola, no se vacían los residuos de una bolsa a otra	NO	NO
4.4	Al cerrar la bolsa se elimina el exceso de aire, teniendo cuidado de no inhalarlo o exponerse a ese flujo de aire	SI	SI
4.5	Los recipientes rígidos de material punzo cortante, se cierran y sellan correctamente para su traslado	NO	NO
4.6	El transporte de los residuos se realiza por las rutas y horarios establecidos	SI	SI
4.7	El Hospital, cuenta con medios de transporte con ruedas (coches, recipientes con ruedas, etc.) para el traslado de residuos	SI	SI
4.8	Solo se transporta en forma manual los recipientes y bolsas de residuos que pesan menos de 30 Kg.	SI	SI
4.9	Para transportar recipientes o bolsas de más de 30 Kg. Se emplean coches u otros equipos	NO	NO
4.10	El personal no compacta las bolsas de residuos en los recipientes para su traslado	NO	NO
4.11	Las bolsas se sujetan por la parte superior y se mantienen alejados del cuerpo durante su traslado sin arrastrarlo por el suelo	SI	SI
4.12	Los residuos de alimentos se trasladan directamente al almacenamiento final según las rutas y horarios establecidos	SI	SI
4.13	El personal de limpieza se asegura que el recipiente se encuentre limpio luego del traslado y condicionamiento con la bolsa para su posterior uso	SI	SI

E.- Almacenamiento final

En ambos años 2013 y 2014, el Hospital Amazónico de Yarinacocha no ha cumplido con este indicador (*Figura 20*), conforme se advierte de la evaluación de los criterios establecidos en la Lista de Verificación de la Norma Técnica de Salud N° 096 - MINSA/DIGESA-V 01 (Tabla 30), ya que pese a que el Hospital Amazónico de Yarinacocha cuenta con ambiente para el almacenamiento final de los residuos sólidos hospitalarios, este no está acorde a la norma técnica, el mismo no contiene áreas diseñadas para la ubicación de los residuos acorde al tipo por lo que se apilan uno sobre otros, muchas veces los residuos permanecen más de 24 horas, pero felizmente se realiza la desinfección del ambiente que se emplea.

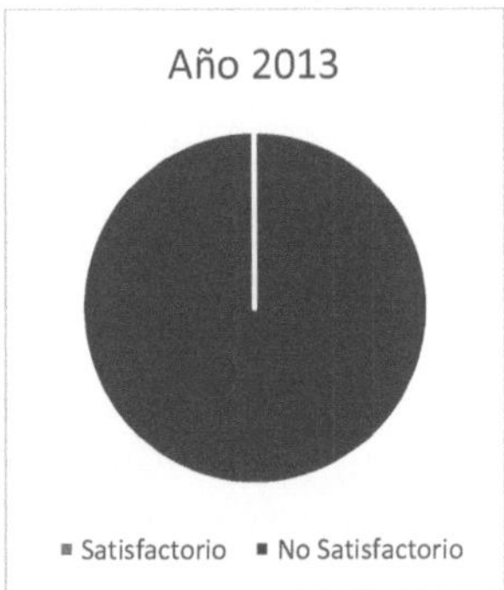

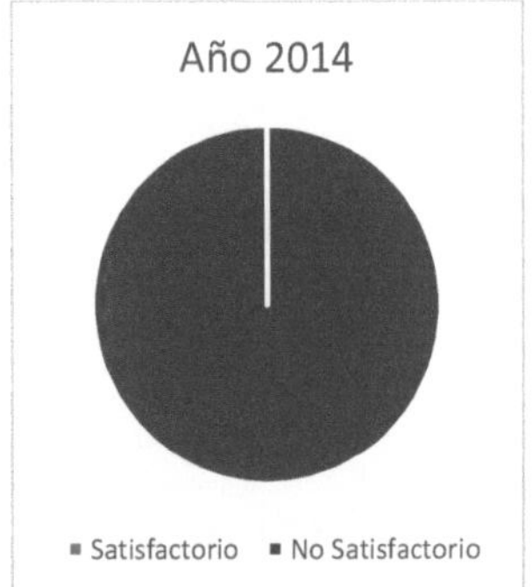

Figura 20. Existencia y empleabilidad del almacenamiento final en el Hospital Amazónico de Yarinacocha, durante el año 2013 y 2014.

Tabla 30: *Evaluación de la fase de almacenamiento final en el Hospital Amazónico de Yarinacocha, durante el año 2013 y 2014*

5.-	ALMACENAMIENTO FINAL		
5.1	El establecimiento de salud cuenta con un ambiente exclusivo para el almacenamiento final de los residuos y acorde con las especificaciones técnicas del manual	NO	NO
5.2	En el almacén final, los residuos se ubican de acuerdo a su clasificación en el espacio dispuesto y acondicionado para cada clase (biocontaminado, común, especial)	SI	SI
5.3	Los residuos punzo cortantes se colocan en una zona debidamente identificada y rotulada " Residuos Punzo cortantes" y con el símbolo internacional de Bioseguridad	NO	NO
5.4	El personal de limpieza tiene y hace uso de sus equipos de protección personal	NO	NO
5.5	Las bolsas de residuos biocontaminados se apilan sin compactar	SI	SI
5.6	Los recipientes rígidos de material punzo cortantes se colocan en bolsas rojas para su posterior tratamiento	SI	SI
5.7	Los residuos sólidos permanecen en el almacén final por un periodo de tiempo no mayor de 24 horas	NO	NO
5.8	Se limpia y desinfecta al almacén luego de la evacuación de los residuos	SI	SI

F.- Tratamiento

En ambos años 2013 y 2014, el Hospital Amazónico de Yarinacocha no ha cumplido con este indicador *Figura 21*), conforme se advierte de la evaluación de los criterios establecidos en la Lista de Verificación de la Norma Técnica de Salud N° 096 - MINSA/DIGESA-V 01 (Tabla 31) dado que los residuos sólidos hospitalarios del Hospital Amazónico de Yarinacocha no son sometidos a ningún método de tratamiento. Así mismo el Hospital Amazónico de Yarinacocha no ha dispuesto la adquisición de un sistema de tratamiento para los residuos sólidos biocontaminados para atender la problemática.

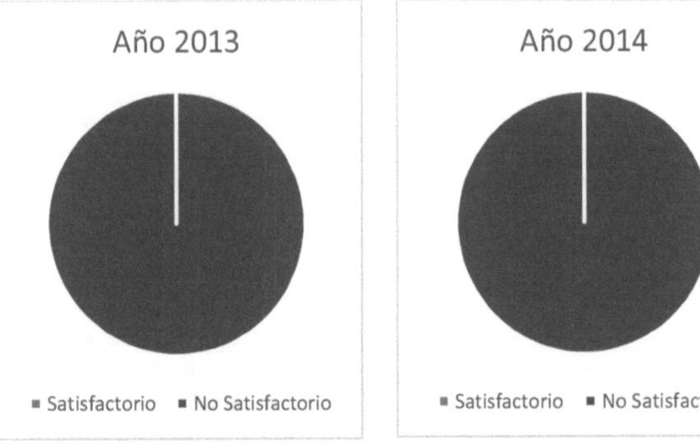

Figura 21. Realización de acciones de tratamiento en el Hospital Amazónico de Yarinacocha, durante el año 2013 y 2014.

Tabla 31: *Evaluación de la fase de tratamiento de los residuos sólidos hospitalarios en el Hospital Amazónico de Yarinacocha, durante el año 2013 y 2014*

6.-	TRATAMIENTO DE LOS RESIDUOS SÓLIDOS HOSPITALARIOS		
6.1	Los procedimientos de tratamiento de los residuos se realizan de acuerdo a lo establecido por el proveedor (autoclave, horno, microondas, incinerador)	NA	NA
6.2	En caso de enterramiento controlado de los residuos se cumple con las disposiciones emitidas por el MINSA y/o correspondiente	NO	NO
6.3	Los trabajadores que realizan el tratamiento de los residuos, tienen las competencias técnicas para realizar el trabajo	NA	NA
6.4	Los trabajadores cuentan y usan el equipo de protección personal	NO	NO
6.5	En el área de tratamiento existen, cartel con el procedimiento de operación y señalización de seguridad	NA	NA
6.6	El transporte de las bolsas de los residuos del almacenamiento final al área de tratamiento se realiza con coches de transporte a fin de evitar el contacto de las bolsas con el cuerpo así como arrástralas por el piso	NA	NA
6.7	Los operadores de los equipos de tratamiento verifican que se mantengan los parámetros de tratamiento	NA	NA
6.8	El responsable del sistema de tratamiento de los residuos supervisa al menos semanalmente el tratamiento efectuado	NO	NO

G.- Recolección externa (transporte externo)

En ambos años 2013 y 2014, el Hospital Amazónico de Yarinacocha no ha cumplido con este indicador (*Figura 22*), conforme se advierte de la evaluación de los criterios establecidos en la Lista de Verificación de la Norma Técnica de Salud N° 096 - MINSA/DIGESA-V 01 (Tabla 32). En este mismo periodo el Hospital Amazónico de Yarinacocha no contaba con una EPS-RS para realizar esta tarea, incumpliendo la normativa vigente y además evidenciando que existió imprudencia por parte de sus funcionarios al permitir que el personal de limpieza de la Municipalidad Distrital de Yarinacocha realice el manejo y traslado externo de residuos biocontaminados -cuando no era su competencia y exponiendo su vida ante esta peligrosa actividad-, sólo porque no les costaba el servicio a través del carro recolector. Cabe precisar que a partir del año 2015 se cuenta con una Empresa Prestadora de Servicio de Residuos Sólidos denominada: Consultores y Servicios Ambientales Ucayali S.A.C. (CYSA) -se firmó el Contrato N° 006-2015 entre ambas partes, con la primera vigencia desde abril hasta diciembre del 2015- que es la responsable de realizar las actividades de recolección y transporte externo de residuos sólidos biocontaminados de la entidad para ser llevados al relleno sanitario de la ciudad de lima; esta Empresa se encuentra acreditada por la Dirección General de Salud Ambiental del Ministerio de Salud, tal como figura en la lista de EPS-RS reconocidas que fue emitida con fecha 23 de setiembre de 2015 a través de la página web: www.digesa.minsa.gob.pe.

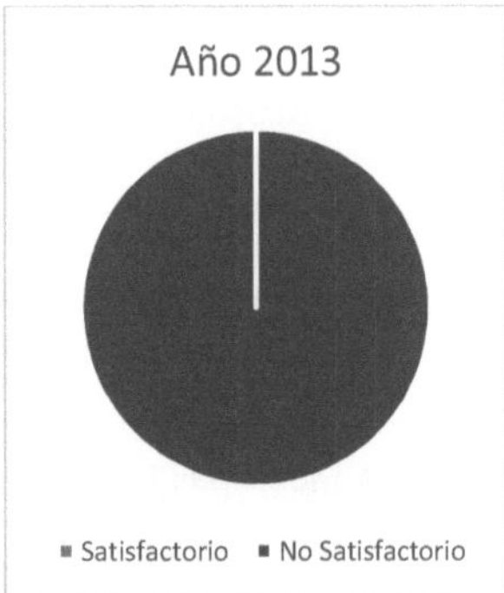

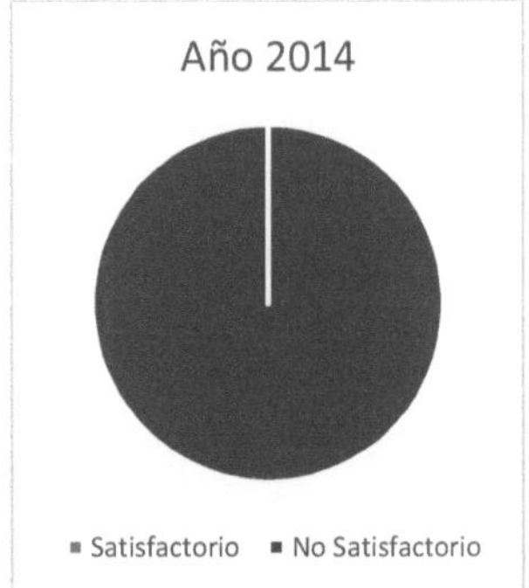

Figura 22. Ejecución del transporte externo de los residuos hospitalarios generados por el Hospital Amazónico de Yarinacocha, durante el año 2013 y 2014.

Tabla 32: *Evaluación de la fase de recolección externa de los residuos sólidos hospitalarios en el Hospital Amazónico de Yarinacocha, durante el año 2013 y 2014*

7.-	RECOLECCIÓN EXTERNA DE RESIDUOS SÓLIDOS HOSPITALARIOS		
7.1	Los residuos sólidos se pesan evitando derrames y contaminación, así como el contacto de las bolsas con el cuerpo del operario	NO	NO
7.2	Las bolsas de residuos se trasladan a las unidades de transporte a través rutas establecidas y utilizando equipos	NO	NO
7.3	El encargado del manejo de los residuos sólidos hospitalarios, verifica el traslado de los residuos al relleno sanitario	NO	NO

H.- Disposición final

En ambos años 2013 y 2014, el Hospital Amazónico de Yarinacocha no ha cumplido con este indicador (*Figura 23*). Al respecto, los residuos hospitalarios generados por el Hospital Amazónico de Yarinacocha durante el 2013 y 2014 tuvieron como destino (disposición final) el botadero municipal del Km. 22 de la C.F.B., dado que fue la Municipalidad Distrital de Yarinacocha la encargada de su recolección y transporte. Situación que recién fue subsanada en el año 2015, cuando la Empresa Prestadora de Servicio de Residuos Sólidos denominada: Consultores y Servicios Ambientales Ucayali S.A.C. (CYSA), se encargó de su recolección y transporte para ser llevados a un relleno sanitario ubicado en la ciudad de lima.

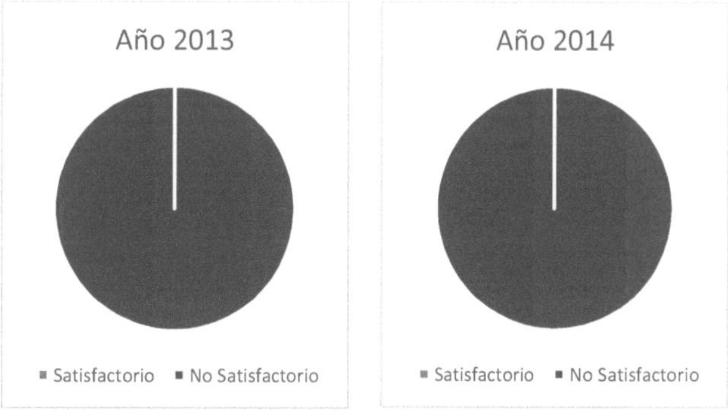

Figura 23. Disposición final de los residuos hospitalarios generados por el Hospital Amazónico de Yarinacocha, durante el año 2013 y 2014.

4.1.2.- Análisis del nivel de aplicación de la Norma Técnica de Salud N° 096 - MINSA/DIGESA-V 01 en el Hospital Amazónico de Yarinacocha, durante el año 2013 y 2014

Tabla 33: *Criterios del nivel de aplicación de la Norma Técnica de Salud N° 096 - MINSA/DIGESA-V 01*

Criterio	Descripción
Satisfactorio	Cumplió la Norma Técnica de Salud N° 096 - MINSA/DIGESA-V.01.
No satisfactorio	No cumple la Norma Técnica de Salud N° 096 - MINSA/DIGESAV.01.

El Hospital Amazónico de Yarinacocha respecto a la etapa de gestión de residuos sólidos hospitalarios durante los años 2013 y 2014 alcanzo el nivel satisfactorio en 5 indicadores, siendo que 6 indicadores obtuvieron el nivel de aplicación como no satisfactorio; respecto a la etapa de manejo de residuos sólidos hospitalarios durante los años 2013 y 2014 el nivel de aplicación fue no satisfactorio en los 9 indicadores; tal como se demuestra (Tabla 34).

Tabla 34: *Análisis del nivel de aplicación de la Norma Técnica de Salud N° 096 - MINSA/DIGESA-V 01 en el Hospital Amazónico de Yarinacocha, durante el año 2013 y 2014*

Verdad		Realidad	
Norma Técnica de Salud N° 096 - MINSA/DIGESA-V 01		Hospital Amazónico de Yarinacocha	
		Año 2013	Año 2014
Gestión de residuos sólidos hospitalarios	Diagnostico situacional de residuos sólidos hospitalarios	Satisfactorio	Satisfactorio
	Identificación de servicios y/o unidades generadoras de residuos sólidos hospitalarios	Satisfactorio	Satisfactorio
	Caracterización de residuos sólidos hospitalarios generados por servicios	Satisfactorio	Satisfactorio
	Comité de gestión y manejo de residuos sólidos hospitalarios	No Satisfactorio	No Satisfactorio

	Unidad responsable del manejo de residuos sólidos hospitalarios	Satisfactorio	Satisfactorio
	Plan de gestión y manejo de residuos sólidos hospitalarios	No Satisfactorio	No Satisfactorio
	Capacitación al personal	Satisfactorio	Satisfactorio
	Implementación de equipos y materiales en los servicios generadores de residuos sólidos hospitalarios	No Satisfactorio	No Satisfactorio
	Evaluación en el área de servicio y/o unidades generadoras de residuos sólidos hospitalarios	No Satisfactorio	No Satisfactorio
	Manifiesto de manejo de residuos sólidos peligrosos	No Satisfactorio	No Satisfactorio
	Declaración anual de residuos sólidos hospitalarios	No Satisfactorio	No Satisfactorio
Manejo de residuos sólidos hospitalarios	Acondicionamiento	No Satisfactorio	No Satisfactorio
	Segregación	No Satisfactorio	No Satisfactorio
	Almacenamiento primario	No Satisfactorio	No Satisfactorio
	Almacenamiento intermedio	No Satisfactorio	No Satisfactorio
	Transporte interno	No Satisfactorio	No Satisfactorio
	Almacenamiento final	No Satisfactorio	No Satisfactorio
	Tratamiento	No Satisfactorio	No Satisfactorio
	Recolección externa (transporte externo)	No Satisfactorio	No Satisfactorio
	Disposición final	No Satisfactorio	No Satisfactorio

4.1.2.1.- Análisis del nivel de aplicación de la Norma Técnica de Salud N° 096 - MINSA/DIGESA-V 01 en el Hospital Amazónico de Yarinacocha, durante el año 2013

Durante el año 2013, el Hospital Amazónico de Yarinacocha respecto a la etapa de gestión de residuos sólidos hospitalarios obtuvo un 45,45% de cumplimiento (5 indicadores) y un 54,55% de incumplimiento (6 indicadores); y respecto a la etapa de manejo de residuos sólidos hospitalarios obtuvo un 0% de cumplimiento (0 indicadores) y un 100% de incumplimiento (9 indicadores); tal como se demuestra (Tabla 35 - *Figura 24*).

Tabla 35: *% del nivel de aplicación de la Norma Técnica de Salud N° 096 - MINSA/DIGESA-V 01 en el Hospital Amazónico de Yarinacocha, durante el año 2013*

Etapas	Aplicación	
	Satisfactorio	No Satisfactorio
Gestión 11 indicadores	5 indicadores **45,45% de cumplimiento**	6 indicadores **54,55% de incumplimiento**
Manejo 9 indicadores	0 indicadores **0,00% de cumplimiento**	9 indicadores **100,00% de incumplimiento**

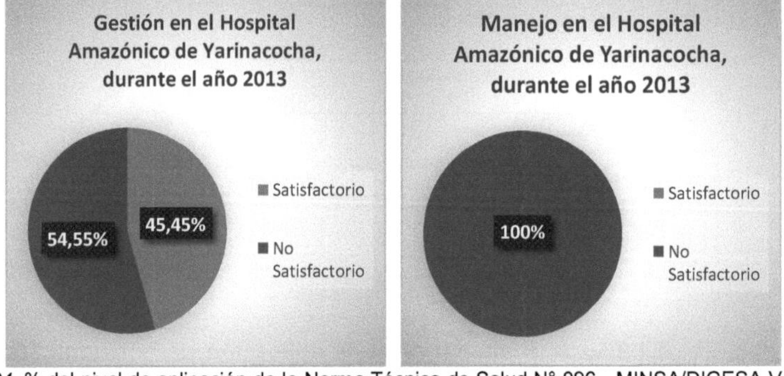

Figura 24. % del nivel de aplicación de la Norma Técnica de Salud N° 096 - MINSA/DIGESA-V 01 en el Hospital Amazónico de Yarinacocha, durante el año 2013.

4.1.2.2.- Análisis del nivel de aplicación de la Norma Técnica de Salud N° 096 - MINSA/DIGESA-V 01 en el Hospital Amazónico de Yarinacocha, durante el año 2014

Durante el año 2014, el Hospital Amazónico de Yarinacocha respecto a la etapa de gestión de residuos sólidos hospitalarios obtuvo un 45,45% de cumplimiento (5 indicadores) y un 54,55% de incumplimiento (6 indicadores); y respecto a la etapa de manejo de residuos sólidos hospitalarios obtuvo un 0% de cumplimiento (0 indicadores) y un 100% de incumplimiento (9 indicadores); tal como se demuestra (Tabla 36 - *Figura 25*).

Tabla 36: *% del nivel de aplicación de la Norma Técnica de Salud N° 096 - MINSA/DIGESA-V 01 en el Hospital Amazónico de Yarinacocha, durante el año 2014*

Etapas	Aplicación	
	Satisfactorio	No Satisfactorio
Gestión 11 indicadores	5 indicadores **45,45% de cumplimiento**	6 indicadores **54,55% de incumplimiento**
Manejo 9 indicadores	0 indicadores **0,00% de cumplimiento**	9 indicadores **100,00% de incumplimiento**

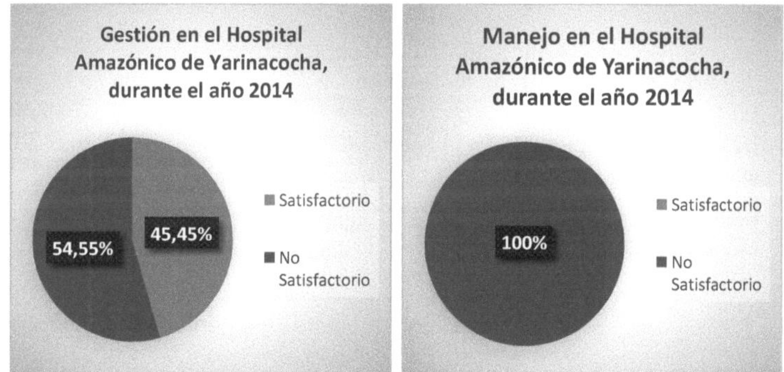

Figura 25. % del nivel de aplicación de la Norma Técnica de Salud N° 096 - MINSA/DIGESA-V 01 en el Hospital Amazónico de Yarinacocha, durante el año 2014.

4.1.2.3.- Situación del nivel de aplicación de la Norma Técnica de Salud N° 096 - MINSA/DIGESA-V 01 en el Hospital Amazónico de Yarinacocha, durante el año 2013 y 2014

Es de advertirse que cada etapa (Gestión y Manejo) expresa una totalidad de 100% en cuanto a su expectativa de cumplimiento, por ello se ha evaluado porcentualmente por separado estas etapas respecto a su cumplimiento e incumplimiento en el Hospital Amazónico de Yarinacocha durante el año 2013 y 2014. De ello he obtenido como media entre el año 2013 y 2014, que la etapa de gestión en el Hospital Amazónico de Yarinacocha se cumple en un 45,45% y se incumple en un 54,55%; y la etapa de manejo se incumple al 100%; tal como se demuestra (Tabla 37).

Tabla 37: *Situación del nivel de aplicación de la Norma Técnica de Salud N° 096 - MINSA/DIGESA-V 01 en el Hospital Amazónico de Yarinacocha, durante el año 2013 y 2014*

Año	Aplicación en el Hospital Amazónico de Yarinacocha			
	Etapa de Gestión		Etapa de Manejo	
	% de cumplimiento	% de incumplimiento	% de cumplimiento	% de Incumplimiento
2013	45,45%	54,55%	0,00%	100,00%
2014	45,45%	54,55%	0,00%	100,00%
Promedio	45,45%	54,55%	0,00%	100,00%

Si se suma ambos valores porcentuales de cumplimiento e incumplimiento de cada etapa, en total se tendría un valor expresado al 200%, pero que calculando a la mitad nos permite obtener datos al 100% referente al nivel de aplicación de la N.T.S. N° 096 - MINSA/DIGESA-V 01. De ello advertimos que se ha aplicado correctamente (cumplimiento –

satisfactorio) en un 22,725%, y no aplicado correctamente (no cumplimiento – no satisfactorio) en un 77,275%; tal como se demuestra (Tabla 38 - *Figura 26*).

Tabla 38: *% del nivel de aplicación de la Norma Técnica de Salud N° 096 - MINSA/DIGESA-V 01 en el Hospital Amazónico de Yarinacocha, durante el año 2013 y 2014*

Año	Aplicación en el Hospital Amazónico de Yarinacocha durante el año 2013 y 2014			
	Cumplimiento		Incumplimiento	
	% en la etapa de gestión	% en la etapa de manejo	% en la etapa de gestión	% en la etapa de manejo
Promedio	**45,450%**	**0,000%**	**54,550%**	**100,000%**
∑	**45,450%**		**154,550%**	
Calculo a la mitad para obtener datos al 100%, referente a la aplicación de la N.T.S. N° 096 - MINSA/DIGESA-V 01	**22,725%**		**77,275%**	

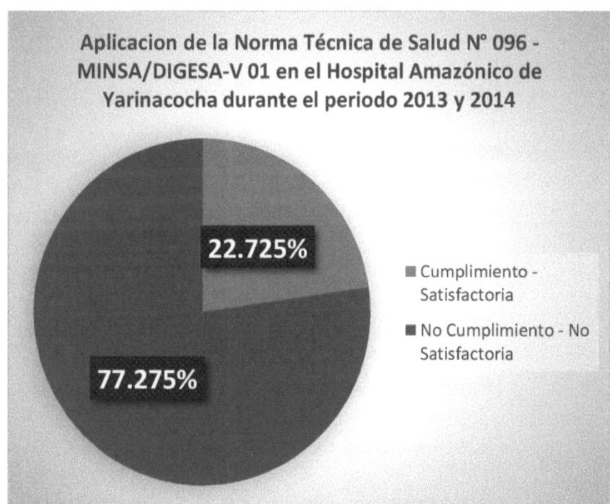

Figura 26. % del nivel de aplicación de la Norma Técnica de Salud N° 096 - MINSA/DIGESA-V 01 en el Hospital Amazónico de Yarinacocha, durante el año 2013 y 2014.

4.2 Respecto a la Red Asistencial EsSalud - Hospital II Tarapoto

La Red Asistencial EsSalud - Hospital II Tarapoto se encuentra en funcionamiento desde el mes de abril del 2013, su construcción es de tipo Monoblock, y su control administrativo está a cargo de ESSALUD. Este establecimiento brinda un servicio asistencial de atención de pacientes en hospitalización por su categoría de Hospital II-2, para ello cuenta con un personal de 263. Siendo una preocupación el inadecuado manejo de sus residuos hospitalarios.

4.2.1.- Aplicación de la Norma Técnica de Salud N° 096 - MINSA/DIGESA-V 01 en la Red Asistencial EsSalud - Hospital II Tarapoto, durante el año 2013 y 2014

4.2.1.1.- Gestión de residuos sólidos hospitalarios

A.- Diagnostico situacional de residuos sólidos hospitalarios

Solo en el año 2014, la Red Asistencial EsSalud - Hospital II Tarapoto ha cumplido con este indicador (*Figura 27*), dado que se contó con un breve diagnóstico (acerca de las condiciones del Hospital en el año 2013) consignado en el Plan de Gestión y Manejo de Residuos Sólidos Hospitalarios del año 2014.

El diagnóstico señala que en el año 2013 se contaban con servicios fragmentados, ubicados en distintos lugares (Tarapoto, Morales y la Banda de Shilcayo), solo los servicios que se brindan en el local ubicado en la Banda de Shilcayo genera un promedio de 115 kg. de residuos por día (siendo los residuos biocontaminantes en mayor proporción).

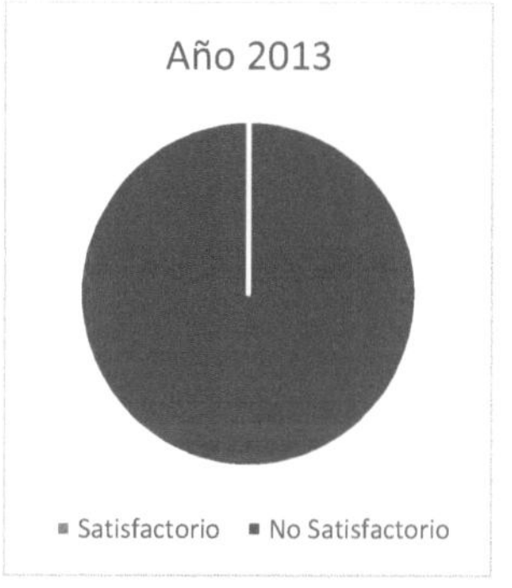

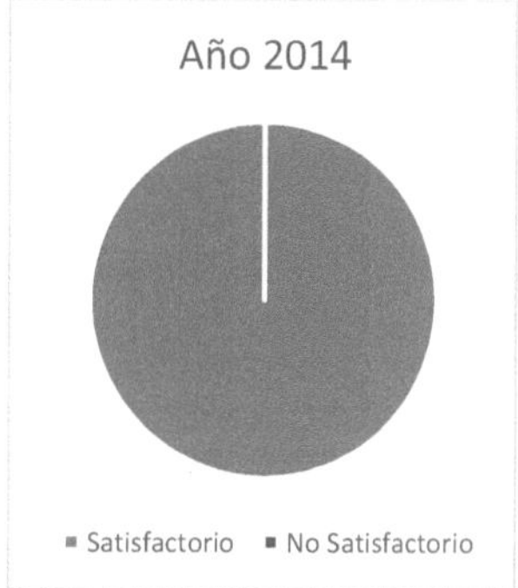

Figura 27. Existencia de un diagnostico situacional de residuos sólidos en la Red Asistencial EsSalud - Hospital II Tarapoto, durante el año 2013 y 2014.

B.- Identificación de servicios y/o unidades generadoras de residuos sólidos hospitalarios

En ambos años 2013 y 2014, la Red Asistencial EsSalud - Hospital II Tarapoto ha cumplido con este indicador (*Figura 28*), dado que ha procedido a identificar 16 servicios generadores de residuos sólidos hospitalarios (Tabla 39).

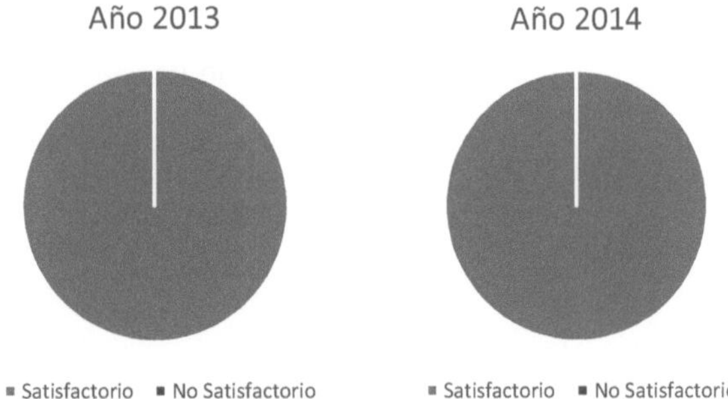

Figura 28. Identificación de servicios y/o unidades generadoras de residuos sólidos en la Red Asistencial EsSalud - Hospital II Tarapoto, durante el año 2013 y 2014.

Tabla 39: *Servicios generadores de residuos sólidos en la Red Asistencial EsSalud - Hospital II Tarapoto, durante el año 2013 y 2014*

Servicio del Hospital
1.- Hospitalización
2.- UVI
3.- UCIN
4.- Centro Quirúrgico
5.- Centro Obstétrico
6.- Emergencia
7.- Diagnóstico por Imágenes
8.- Patología Clínica
9.- Anatomía Patológica
10.- Consultorios Externos
11.- Farmacia
12.- Inmunizaciones
13.- Odontología
14.- Psicología
15.- Nutrición
16.- Administrativa

C.- Caracterización de residuos sólidos hospitalarios generados por servicios

En ambos años 2013 y 2014, la Red Asistencial EsSalud - Hospital II Tarapoto ha cumplido con este indicador (*Figura 29*), dado que ha procedido a caracterizar el tipo de residuos generados en 16 servicios del Hospital (Tabla 40). Siendo que el residuo que más se ha generado en estas áreas son los punzocortantes, lo que demuestra su peligrosidad y que debe segregarse adecuadamente por los profesionales correspondientes. Elaboración propia

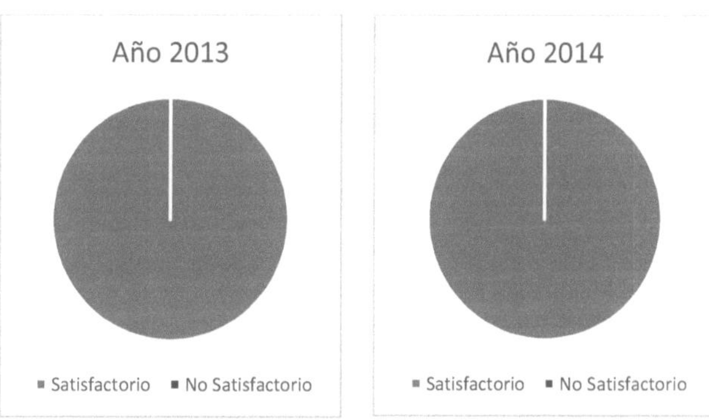

Figura 29. Realización de la caracterización de residuos sólidos hospitalarios generados por servicios en la Red Asistencial EsSalud - Hospital II Tarapoto, durante el año 2013 y 2014.

Tabla 40: *Tipos de residuos generados por servicio brindado en la Red Asistencial EsSalud - Hospital II Tarapoto, durante el año 2013 y 2014*

Servicio del Hospital	Tipos de residuos generados
1.- Hospitalización	• Biocontaminado: Atención al paciente, bolsa de sangre, punzocortantes. • Comunes: Papeles, envases descartables de agua, cartones, envolturas de guantes gasas y jeringas, cascara de frutas, etc.
2.- UVI	• Biocontaminado: Atención al paciente, bolsa de sangre, punzocortantes. • Comunes: Papeles, envases descartables de agua, cartones, envolturas de guantes gasas y jeringas, cascara de frutas, etc.
3.- UCIN	• Biocontaminado: Atención al paciente, bolsa de sangre, punzocortantes. • Comunes: Papeles, envases descartables de agua, cartones, envolturas de guantes gasas y jeringas, cascara de frutas, etc.
4.- Centro Quirúrgico	• Biocontaminado: Atención al paciente, residuos quirúrgicos y patológicos, punzocortantes. • Comunes: Papeles, envases descartables de agua, cartones, envolturas de guantes gasas y jeringas, cascara de frutas, etc.
5.- Centro Obstétrico	• Biocontaminado: Atención al paciente, residuos quirúrgicos y patológicos, punzocortantes. • Comunes: Papeles, envases descartables de agua, cartones, envolturas de guantes gasas y jeringas, cascara de frutas, etc.
6.- Emergencia	• Biocontaminado: Atención al paciente, punzocortantes. • Comunes: Papeles, envases descartables de agua, cartones, envolturas de guantes gasas y jeringas, cascara de frutas, etc.
7.- Diagnóstico por Imágenes	• Biocontaminado: Atención al paciente, punzocortantes. • Especiales: Residuos químicos peligrosos y residuos farmacológicos • Comunes: Papeles, envases descartables de agua, cartones, envolturas de guantes gasas y jeringas, cascara de frutas, etc.
8.- Patología Clínica	• Biocontaminado: Atención al paciente, biológicos, punzocortantes. • Especiales: Residuos químicos peligrosos. • Comunes: Papeles, envases descartables de agua, cartones, envolturas de guantes gasas y jeringas, cascara de frutas, etc.
9.- Anatomía Patológica	• Biocontaminado: Atención al paciente, biológicos, bolsas conteniendo sangre humana y hemoderivados, residuos quirúrgicos y anatomo patológico, punzocortantes.

	• Especiales: Residuos químicos peligrosos. • Comunes: Papeles, envases descartables de agua, cartones, envolturas de guantes gasas y jeringas, cascara de frutas, etc.
10.- Consultorios Externos	• Biocontaminado: Atención al paciente, punzocortantes. • Comunes: Papeles, envases descartables de agua, cartones, envolturas de guantes gasas y jeringas, cascara de frutas, etc.
11.- Farmacia	• Biocontaminado: Punzocortantes. • Especiales: Residuos químicos peligrosos, residuos farmacéuticos • Comunes: Papeles, envases descartables de agua, cartones, envolturas de golosinas, etc.
12.- Inmunizaciones	• Biocontaminado: Atención al paciente, punzocortantes. • Comunes: Papeles, envases descartables de agua, cartones, envolturas de golosinas, etc.
13.- Odontología	• Biocontaminado: Atención al paciente, punzocortantes. • Comunes: Papeles, envases descartables de alimentos, cartones, restos de preparación de comidas.
14.- Psicología	• Biocontaminado: Elementos punzocortantes. • Comunes: Papeles, envases descartables de alimentos.
15.- Nutrición	• Especiales: Residuos químicos peligrosos. • Comunes: Papeles, envases descartables de alimentos, cartones, restos de preparación de alimentos, etc.
16.- Administrativa	• Comunes: Papeles, envases descartables de alimentos, etc.

D.- Comité de gestión y manejo de residuos sólidos hospitalarios

En ambos años 2013 y 2014, la Red Asistencial EsSalud - Hospital II Tarapoto no ha cumplido con este indicador (*Figura 30*), respecto al 2013 no se conformó el comité, y respecto al 2014 este se conformó fuere del plazo en la fecha 27/05/14 a través de la Resolución N° 60-D-RATAR-ESSALUD-2014.

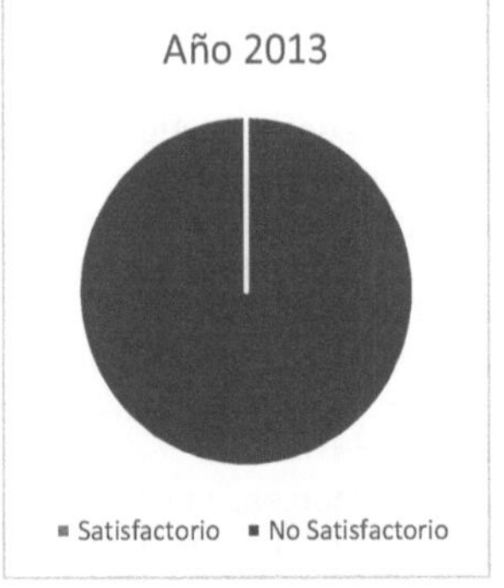

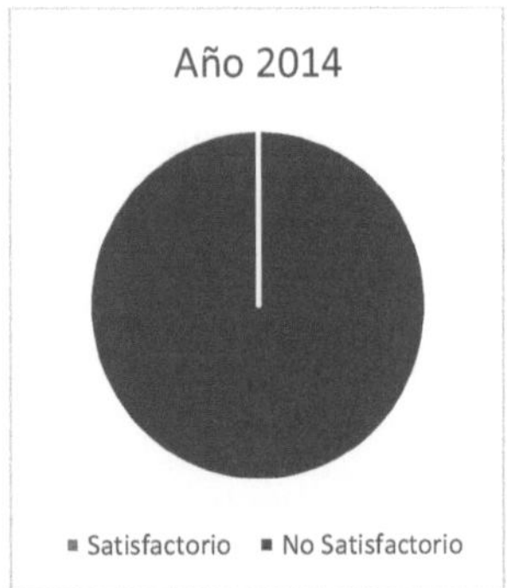

Figura 30. Conformación del comité de gestión y manejo de residuos sólidos en la Red Asistencial EsSalud - Hospital II Tarapoto, durante el año 2013 y 2014.

E.- Unidad responsable del manejo de residuos sólidos hospitalarios

En ambos años 2013 y 2014, la Red Asistencial EsSalud - Hospital II Tarapoto ha cumplido este indicador (*Figura 31*), designando a la Unidad de Inteligencia Sanitaria como la unidad responsable del manejo de residuos hospitalarios, cuyo Jefe fue el Med. Minelli Montes Limaco (desde mayo de 2014) y el Obst. Juan Carlos Herrera Vásquez (desde octubre de 2014). En el 2014 el responsable del Área de Mantenimiento fue el Ing. Milton Reátegui Noriega.

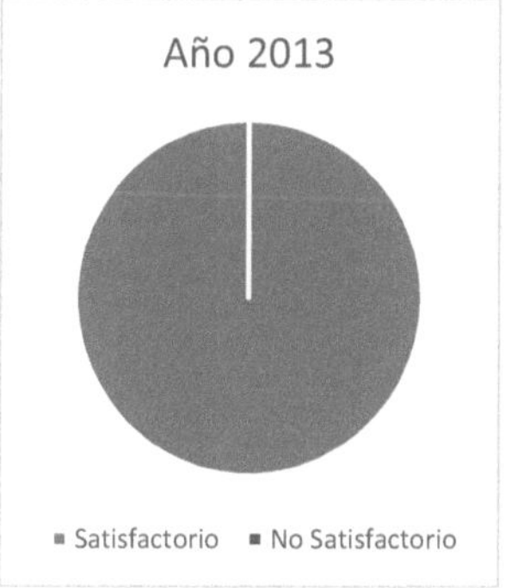

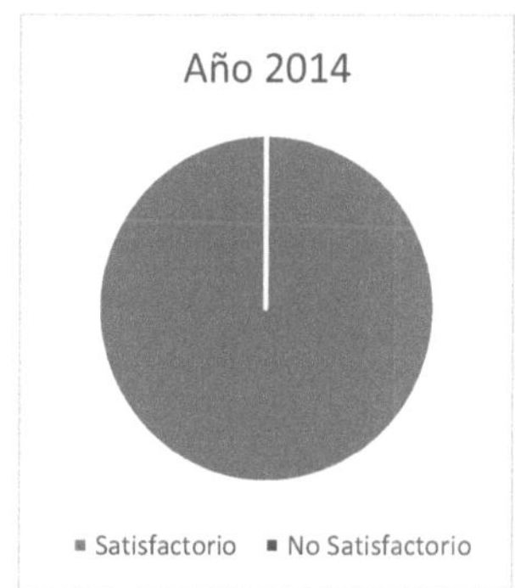

Figura 31. Existencia de la unidad responsable del manejo de residuos sólidos en la Red Asistencial EsSalud - Hospital II Tarapoto, durante el año 2013 y 2014.

F.- Plan de gestión y manejo de residuos sólidos hospitalarios

En ambos años 2013 y 2014, la Red Asistencial EsSalud - Hospital II Tarapoto no ha cumplido con este indicador (*Figura 32*), dado que respecto al 2013 no proporcionó la resolución de aprobación del plan y respecto al 2014 aprobó su plan fuere del plazo señalado en la NTS N° 096-MINSA/DIGESA V.01 a través de la Resolución N° 151-D-RATAR-ESSALUD-2014 de fecha 21/10/14.

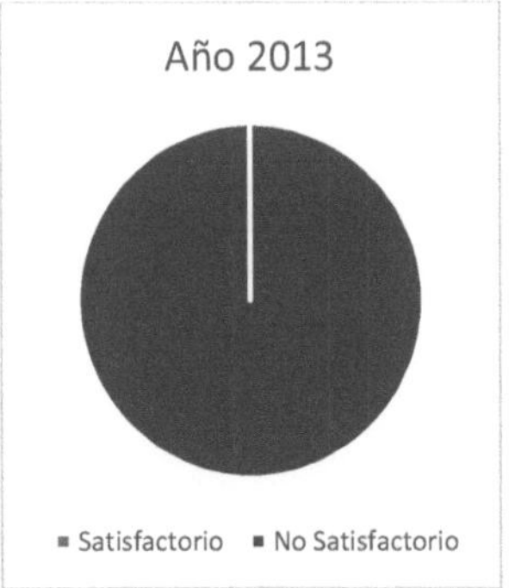

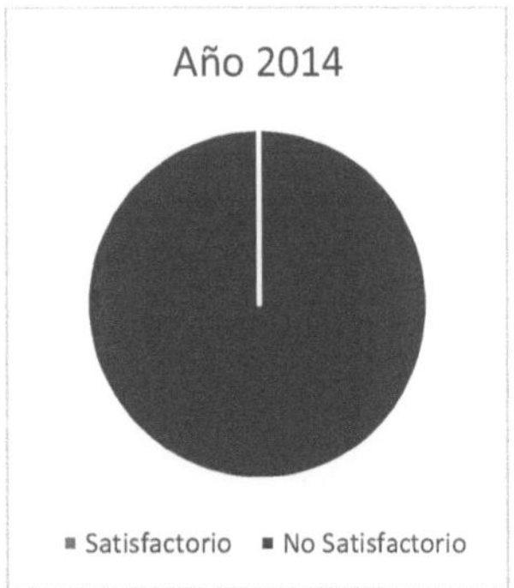

Figura 32. Aprobación del plan de gestión y manejo de residuos sólidos de la Red Asistencial EsSalud - Hospital II Tarapoto, durante el año 2013 y 2014.

G.- Capacitación al personal

En el año 2013 la Red Asistencial EsSalud - Hospital II Tarapoto no ha cumplido con este indicador, situación distinta fue en el 2014 dado que el personal de diversas áreas ha recibido capacitaciones, además se ha instaurado una capacitación al año en forma general y como inducción cada vez que hay un nuevo ingreso de personal a la institución. (*Figura 33* – Tabla 41)

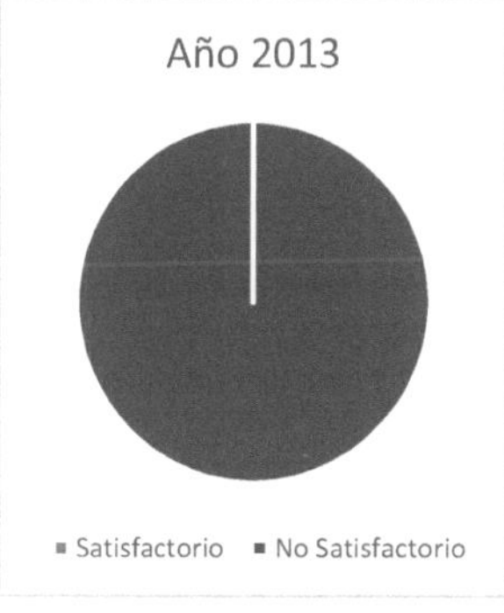

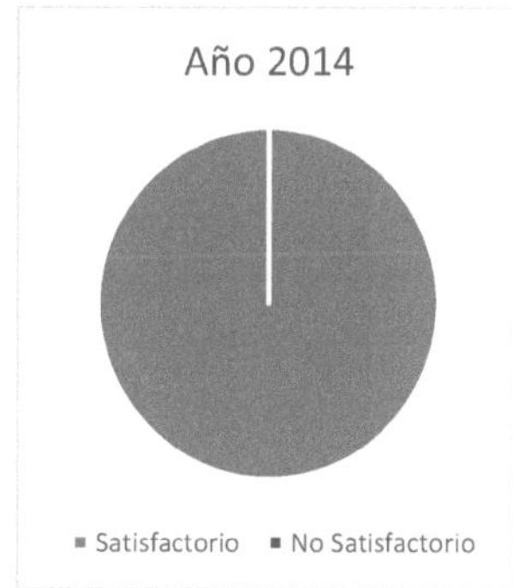

Figura 33. Realización de capacitaciones al personal por parte de la Red Asistencial EsSalud - Hospital II Tarapoto, durante el año 2013 y 2014.

Tabla 41: *Capacitaciones al personal por parte de la Red Asistencial EsSalud - Hospital II Tarapoto, durante el año 2013 y 2014*

Año 2013	Año 2014
En el año 2013 la Red Asistencial EsSalud - Hospital II Tarapoto no ha cumplido con este indicador.	En el año 2014 se ha realizado 6 seminarios en dos fechas (12/06/14 y 28/11/14), los cuales respecto a la investigación se han denominado: Normas de Manejo de Residuos Sólidos Hospitalarios y Normas de bioseguridad en EsSalud. Estos han sido dirigidos a todos los trabajadores de la entidad y estas han sido enfocados en la NTS N° 096-MINSA/DIGESA V.01., además que existe una frecuencia de capacitación de 1 vez al año para todos y un programa de inducción al ingreso de un nuevo personal.

H.- Implementación de equipos y materiales en los servicios generadores de residuos sólidos hospitalarios

En ambos años 2013 y 2014, la Red Asistencial EsSalud - Hospital II Tarapoto no ha cumplido con este indicador de forma satisfactoria (*Figura 34*), y esto se ve reflejado en la poca implementación de materiales en los servicios generadores de residuos sólidos hospitalarios ya que no todos los servicios cuentan con el tipo y cantidad de recipientes según norma, además que no todos estos cuentan con las bolsas según color (negro, rojo, amarillo) para sus recipientes. En el Plan de manejo y gestión de residuos hospitalarios 2015 de la entidad, se ha establecido implementar recipientes ecológicos en todos los servicios, para el reciclaje de los residuos comunes de acuerdo a la directiva de ecoeficiencia.

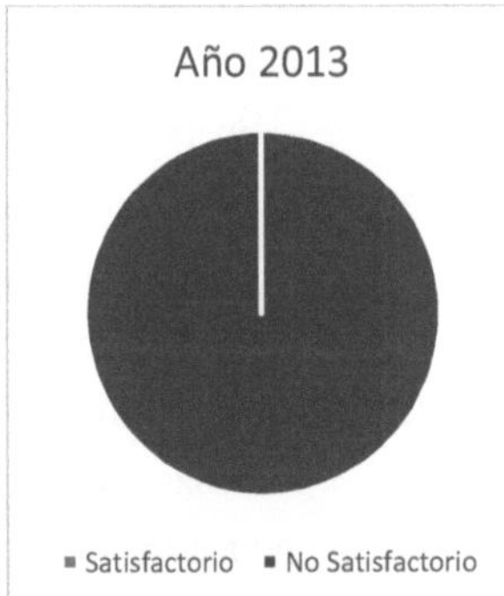

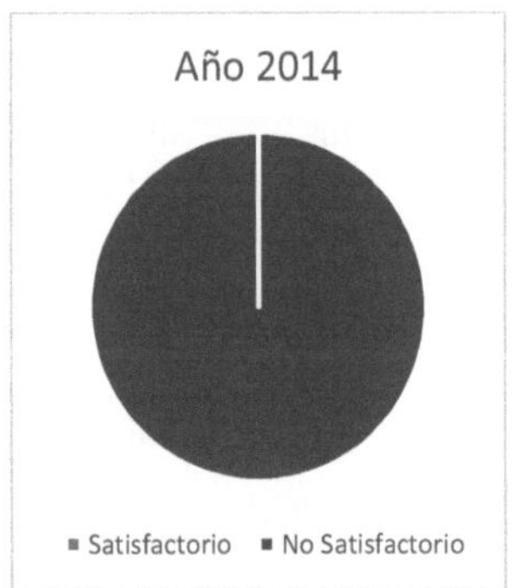

Figura 34. Implementación de equipos y materiales en los servicios generadores de residuos sólidos por parte de la Red Asistencial EsSalud - Hospital II Tarapoto, durante el año 2013 y 2014.

I.- Evaluación en el área de servicio y/o unidades generadoras de residuos sólidos hospitalarios

En ambos años 2013 y 2014, la Red Asistencial EsSalud - Hospital II Tarapoto no ha cumplido con este indicador (*Figura 35*), dado que la Unidad de Inteligencia Sanitaria no ha hecho las evaluaciones periódicas exigidas en la norma (de forma mensual), no contándose con data de estos años, pero se cuenta con evaluaciones no periódicas del año 2015 como referencia (aplicadas al área de medicina y ginecología) para saber cómo se ha encontrado el establecimiento pero con resultados nada alentadores al evaluarse con los criterios de la lista de verificación de la Norma Técnica de Salud N° 096 - MINSA/DIGESA-V 01.

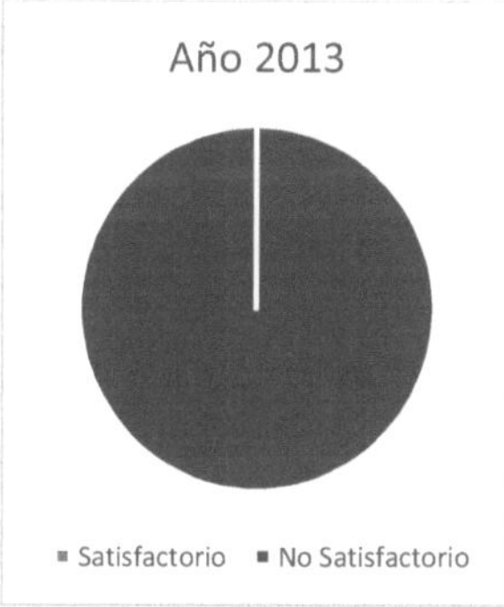

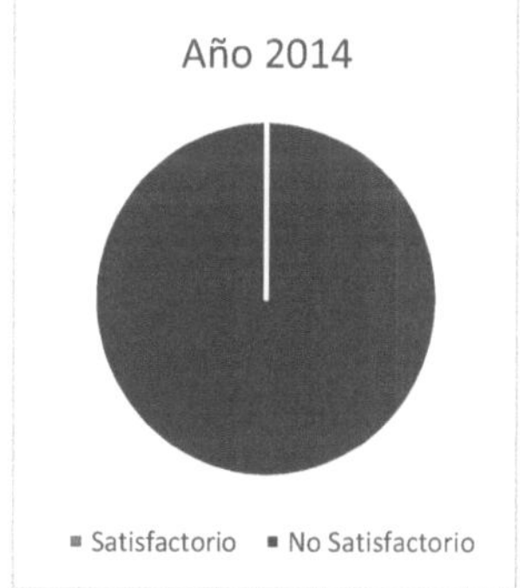

Figura 35. Evaluación en el área de servicio y/o unidades generadoras de residuos sólidos por parte de la Red Asistencial EsSalud - Hospital II Tarapoto, durante el año 2013 y 2014.

J.- Manifiesto de manejo de residuos sólidos peligrosos

En ambos años 2013 y 2014, la Red Asistencial EsSalud - Hospital II Tarapoto no ha cumplido con este indicador (*Figura 36*), determinándose ello porque la entidad no brindó la documentación que acredite que se haya reportado los manifiestos de forma mensual a la Dirección General de Salud Ambiental – DIGESA.

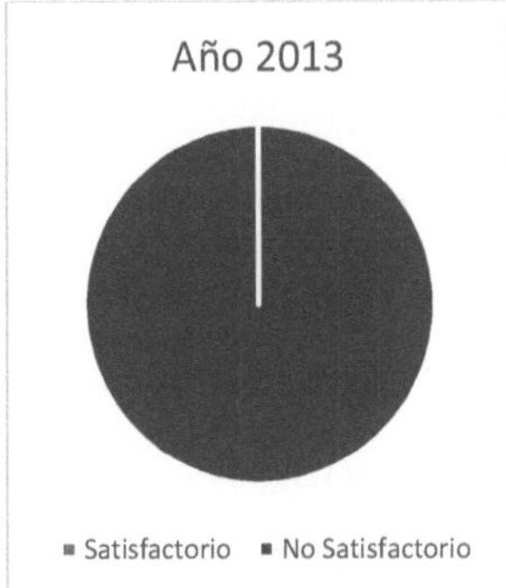

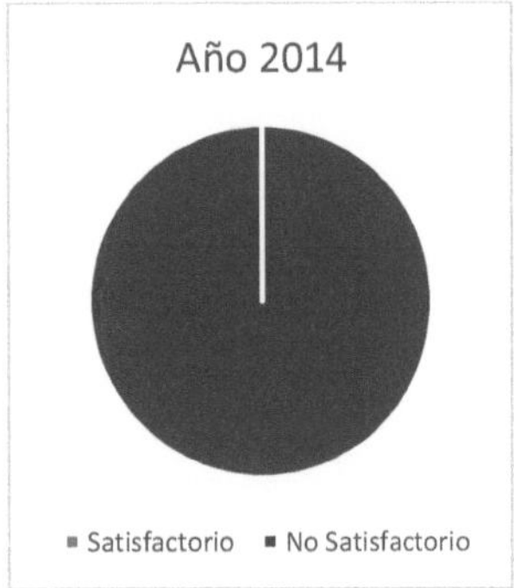

Figura 36. Remisión de manifiestos de manejo de residuos sólidos peligrosos por parte de la Red Asistencial EsSalud - Hospital II Tarapoto, durante el año 2013 y 2014.

K.- Declaración anual de residuos sólidos hospitalarios

En ambos años 2013 y 2014, la Red Asistencial EsSalud - Hospital II Tarapoto no ha cumplido con este indicador (*Figura 37*), dado que no se ha realizado el registro de declaración anual del manejo de residuos sólidos, por ello no ha sido reportado a la Dirección General de Salud Ambiental – DIGESA.

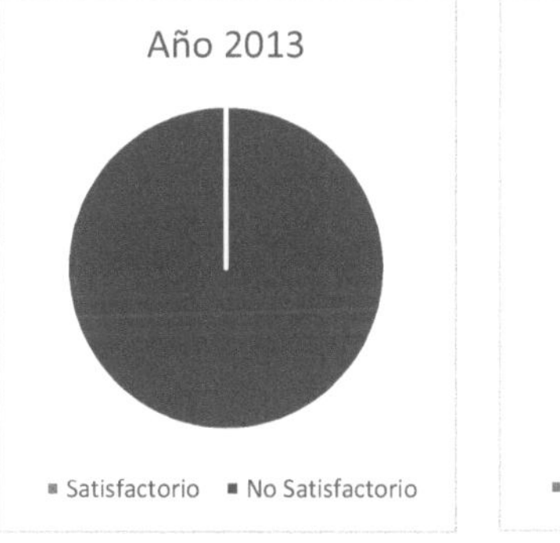

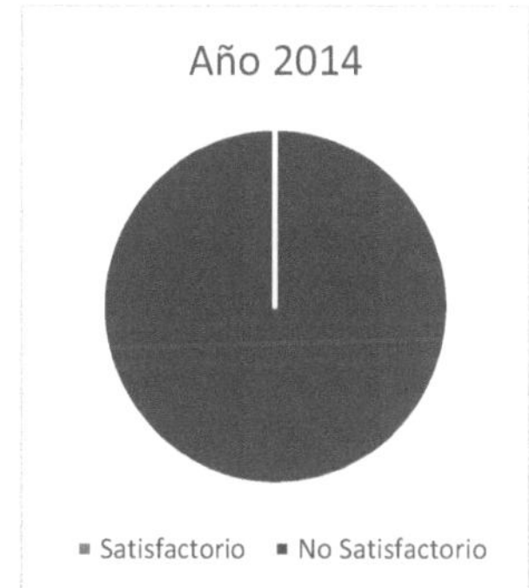

Figura 37. Elaboración y remisión de declaración anual de residuos sólidos por parte de la Red Asistencial EsSalud - Hospital II Tarapoto, durante el año 2013 y 2014.

4.1.1.2.- Manejo de residuos sólidos hospitalarios

Dado que en el periodo 2013 y 2014 la Unidad de Inteligencia Sanitaria no ha hecho las evaluaciones periódicas exigidas en la norma, la entidad no contaba con esta data. No obstante a efectos de conocer la aplicación de la Norma Técnica de Salud N° 096 - MINSA/DIGESA-V 01 en la Red Asistencial EsSalud - Hospital II Tarapoto se ha obtenido información de la evaluación no periódica del año 2015 como referencia (aplicada en la fecha 30/06/15), que fuese levantada empleando los criterios de la lista de verificación de la Norma Técnica de Salud N° 096 -

MINSA/DIGESA-V 01. Así mismo a efectos de determinar el cumplimiento e incumplimiento de estos indicadores por parte de la Red Asistencial EsSalud - Hospital II Tarapoto en el periodo 2013 y 2014, se fortaleció la información con el Informe de Supervisión N° 0153-2014-OEFA/DS-SEP (Periodo evaluado: Año 2013) e Informe de Supervisión N° 0202-2015-OEFA/DS-SEP (Periodo evaluado: Año 2014) emitidos por la Dirección de Supervisión del Organismo de Evaluación y Fiscalización Ambiental (OEFA). Ante ello se presenta los siguientes resultados:

A.- Acondicionamiento

Tras contrastar el Informe de Supervisión N° 0153-2014-OEFA/DS-SEP e Informe de Supervisión N° 0202-2015-OEFA/DS-SEP emitidos por la Dirección de Supervisión del OEFA y la información de la evaluación no periódica del año 2015 como referencia -criterios establecidos en la Lista de Verificación de la Norma Técnica de Salud N° 096 - MINSA/DIGESA-V 01.- (Tabla 42), se determina que en ambos años 2013 y 2014 la Red Asistencial EsSalud - Hospital II Tarapoto ha cumplido con este indicador (*Figura 38*).

Al respecto, se evaluaron 07 ítems, y del mismo el 71.4% (05) se cumplen adecuadamente; y el 28.6% (02)

se cumplen de forma parcial, dado que no en todos los servicios se cuenta con el tipo y cantidad de recipientes según normas, además que no todos estos cuentan con las bolsas según color (negro, rojo, amarillo). Al haberse obtenido un puntaje de 6 (según los criterios establecidos en la Lista de Verificación de la Norma Técnica de Salud N° 096 - MINSA/DIGESA-V 01) se puede determinar que el acondicionando es ACEPTABLE.

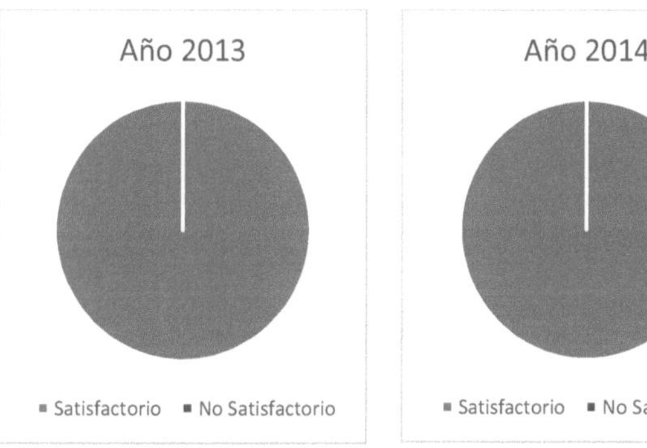

Figura 38. Cumplimiento de la fase de acondicionamiento en la Red Asistencial EsSalud - Hospital II Tarapoto, durante el año 2013 y 2014.

Tabla 42: *Evaluación de la fase de acondicionamiento en la Red Asistencial EsSalud - Hospital II Tarapoto, a junio de 2015*

	1. ACONDICIONAMIENTO	SI	NO	PA	NA
1.1.	El servicio cuenta con el tipo y cantidad de recipientes según normas			X	
1.2.	Los recipientes cuentan con las bolsas según color (negro,rojo,amarillo)			X	
1.3.	El personal encargado de la limpieza coloca la bolsa doblando hacia el exterior	X			
1.4.	Los recipientes se ubican lo más cerca posible a la fuente de generación	X			
1.5.	En los servicios que generan material punzo cortante se cuenta con RRE	X			
1.6.	El recipiente rígido para material punzo cortante se ha ubicado correctamente de tal manera que no caiga ni voltee	X			
1.7.	El encargado del manejo de los residuos sólidos verifica el cumplimiento del acondicionamiento	X			

B.- Segregación y Almacenamiento Primario

Tras contrastar el Informe de Supervisión N° 0153-2014-OEFA/DS-SEP e Informe de Supervisión N° 0202-2015-OEFA/DS-SEP emitidos por la Dirección de Supervisión del OEFA y la información de la evaluación no periódica del año 2015 como referencia -criterios establecidos en la Lista de Verificación de la Norma Técnica de Salud N° 096 - MINSA/DIGESA-V 01.- (Tabla 43), se determina que en ambos años 2013 y 2014 la Red Asistencial EsSalud - Hospital II Tarapoto no ha cumplido con este indicador (*Figura 39*).

Al respecto, se evaluaron 11 Ítems, del mismo el 45.5% (05) se cumplen adecuadamente; no obstante resulta alarmante encontrar en los recipientes rígidos de los diversos servicios, que no solo se descarta la aguja. Al haberse obtenido un puntaje de 5 (según los criterios establecidos en la Lista de Verificación de la Norma Técnica de Salud N° 096 - MINSA/DIGESA-V 01) se puede determinar que la segregación y almacenamiento primario es MUY DEFICIENTE.

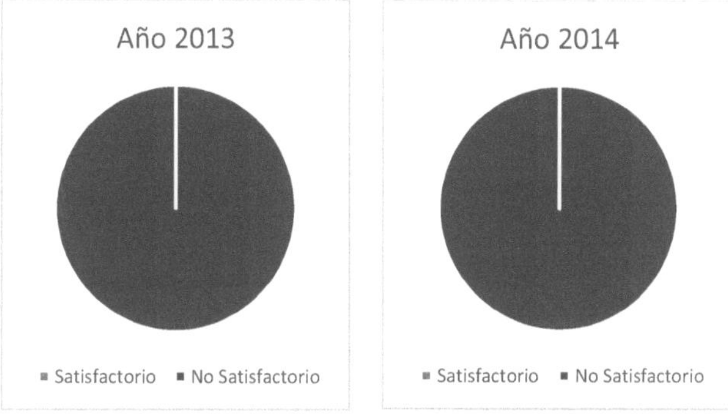

Figura 39. Cumplimiento de la fase de segregación y almacenamiento primario en la Red Asistencial EsSalud - Hospital II Tarapoto, durante el año 2013 y 2014.

Tabla 43: *Evaluación de la fase de segregación y almacenamiento primario en la Red Asistencial EsSalud - Hospital II Tarapoto, a junio de 2015*

2.- SEGREGACIÓN Y ALMACENAMIENTO PRIMARIO		SI	NO	PA	NA
2.1.	El personal asistencial elimina los residuos en el recipiente respectivo de acuerdo a su clase	X			
2.2.	Se desechan los residuos con un mínimo de manipulación sobre todo para residuos biocontaminados y especiales	X			
2.3.	Los recipientes se utilizan hasta las dos terceras partes de su capacidad	X			
2.4.	En los recipientes rígidos solo se descarta la aguja		X		
2.5.	En los recipientes rígidos sin dispositivos de separación de agujas se descarta la unidad completa (aguja - jeringa)	X			
2.6.	Jeringas o material punzo cortante contaminados con residuos radioactivos se colocan en recipientes rígidos, rotulados con el símbolo de peligro radioactivo				X
2.7.	El personal no separa la aguja de la jeringa con las manos ni reencapsula las agujas	X			
2.8.	Otros tipos de residuos punzo cortantes, (vidrios rotos), se empacan en papeles o cajas debidamente selladas				X
2.9.	Los residuos de citotóxicos se introducen directamente en recipientes regidos exclusivos				X
2.10	Los residuos procedentes de fuentes radiactivas encapsuladas como cobalto, cesio, o el iridio son almacenados en sus contenedores de seguridad				X
2.11.	Residuos procedentes de fuentes radiactivas no encapsuladas tales como: agujas, algodón, papel en contacto con algún radio hisopo, se almacenan temporalmente en un recipiente especial				X

C.- Almacenamiento intermedio

Tras contrastar el Informe de Supervisión N° 0153-2014-OEFA/DS-SEP e Informe de Supervisión N° 0202-2015-OEFA/DS-SEP emitidos por la Dirección de Supervisión del OEFA y la información de la evaluación no periódica del año 2015 como referencia -criterios establecidos en la Lista de Verificación de la Norma Técnica de Salud N° 096 - MINSA/DIGESA-V 01.- (Tabla 44), se determina que en ambos años 2013 y 2014 la Red Asistencial EsSalud - Hospital II Tarapoto no ha cumplido con este indicador (*Figura 40*).

Al respecto, se evaluaron 7 Ítems, de lo cual resulta preocupante que no se cuenta con un área exclusiva para el almacenamiento intermedio, en tal sentido considero que los ítems restantes debieron ser calificados como no aplica; pero la entidad los evaluó, obteniendo un puntaje de 5 (según los criterios establecidos en la Lista de Verificación de la Norma Técnica de Salud N° 096 - MINSA/DIGESA-V 01), que determinar cómo DEFICIENTE el almacenamiento interno.

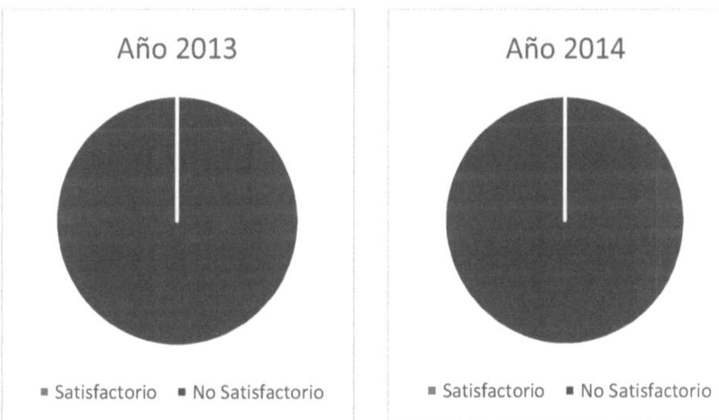

Figura 40. Cumplimiento de la fase de almacenamiento intermedio en la Red Asistencial EsSalud - Hospital II Tarapoto, durante el año 2013 y 2014.

Tabla 44: *Evaluación de la fase de almacenamiento intermedio en la Red Asistencial EsSalud - Hospital II Tarapoto, a junio de 2015*

3.-	ALMACENAMIENTO INTERNO	SI	NO	PA	NA
3.1	Se cuenta con un área exclusiva para el almacenamiento intermedio acorde con las especificaciones técnicas del manual		X		
3.2	Los residuos embolsados prevenientes de los diferentes servicios, se depositan en los recipientes acondicionados según clase de residuos	X			
3.3	No se comprimen las bolsas con los residuos a fin de evitar que se rompan y se generen derrames	X			
3.4	Los recipientes se mantienen debidamente tapados.	X			
3.5	Se mantiene la puerta del almacenamiento intermedio siempre cerrada.		X		
3.6	Una vez llenos los recipientes no permanecen en este ambiente por más de 12 horas	X			
3.7	Se mantiene el área de almacenamiento limpia y desinfecta para evitar la contaminación y proliferación de microorganismo patógenos y vectores	X			

D.- Transporte interno

Tras contrastar el Informe de Supervisión N° 0153-2014-OEFA/DS-SEP e Informe de Supervisión N° 0202-2015-OEFA/DS-SEP emitidos por la Dirección de Supervisión del OEFA y la información de la evaluación no periódica del año 2015 como referencia -criterios establecidos en la Lista de Verificación de la Norma Técnica de Salud N° 096 - MINSA/DIGESA-V 01.- (Tabla 45), se determina que en ambos años 2013 y 2014 la Red Asistencial EsSalud - Hospital II Tarapoto no ha cumplido con este indicador (*Figura 41*). Cabe precisar que la recolección y transporte interno de los residuos sólidos en la Red Asistencial Tarapoto EsSalud - Hospital II, está a cargo del personal de limpieza de la empresa SILSA desde el año 2012 hasta la actualidad.

Al respecto, se evaluaron 13 Ítems, de lo cual resulta preocupante que los residuos de alimentos no se trasladan directamente al almacenamiento final según las rutas y horarios establecidos, así mismo que no todo el personal de limpieza tenga y haga uso del equipo de protección personal; por lo que de la evaluación de la entidad se obtuvo un puntaje de 10 (según los criterios establecidos en la Lista de Verificación de la Norma Técnica de Salud N° 096 - MINSA/DIGESA-V 01), que determinar cómo DEFICIENTE el transporte interno.

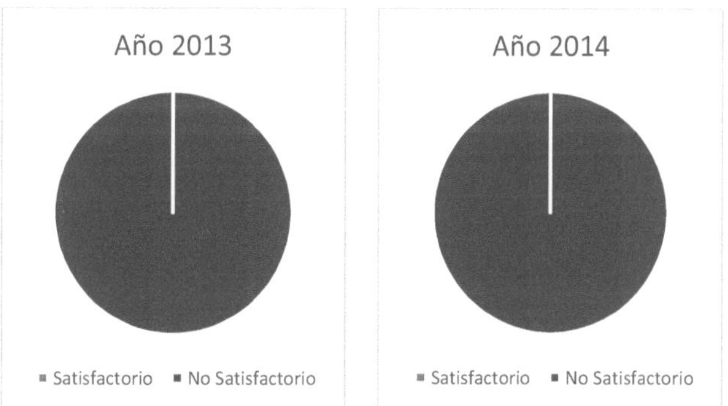

Figura 41. Cumplimiento de la fase de transporte interno en la Red Asistencial EsSalud - Hospital II Tarapoto, durante el año 2013 y 2014.

Tabla 45: *Evaluación de la fase de transporte interno en la Red Asistencial EsSalud - Hospital II Tarapoto, a junio de 2015*

4.-	TRANSPORTE INTERNO	SI	NO	PA	NA
4.1	El personal de limpieza recoge los residuos de acuerdo a la frecuencia de generación del servicio o cuando esté lleno	X			
4.2	El personal de limpieza tiene y hace uso del equipo de protección personal			X	
4.3	En el recojo de los residuos sólidos se cierra la bolsa amarrándola, no se vacían los residuos de una bolsa a otra	X			
4.4	Al cerrar la bolsa se elimina el exceso de aire, teniendo cuidado de no inhalarlo o exponerse a ese flujo de aire	X			
4.5	Los recipientes rígidos de material punzo cortante, se cierran y sellan correctamente para su traslado	X			
4.6	El transporte de los residuos se realiza por las rutas y horarios establecidos	X			
4.7	El Hospital, cuenta con medios de transporte con ruedas (coches, recipientes con ruedas, etc.) para el traslado de residuos	X			
4.8	Solo se transporta en forma manual los recipientes y bolsas de residuos que pesan menos de 30 Kg.				X
4.9	Para transportar recipientes o bolsas de más de 30 Kg. Se emplean coches u otros equipos	X			
4.10	El personal no compacta las bolsas de residuos en los recipientes para su traslado	X			
4.11	Las bolsas se sujetan por la parte superior y se mantienen alejados del cuerpo durante su traslado sin arrastrarlo por el suelo	X			
4.12	Los residuos de alimentos se trasladan directamente al almacenamiento final según las rutas y horarios establecidos		X		
4.13	El personal de limpieza se asegura que el recipiente se encuentre limpio luego del traslado y acondicionamiento con la bolsa para su posterior uso	X			

E.- Almacenamiento final

Tras contrastar el Informe de Supervisión N° 0153-2014-OEFA/DS-SEP e Informe de Supervisión N° 0202-2015-OEFA/DS-SEP emitidos por la Dirección de Supervisión del OEFA y la información de la evaluación no periódica del año 2015 como referencia -criterios establecidos en la Lista de Verificación de la Norma Técnica de Salud N° 096 - MINSA/DIGESA-V 01.- (Tabla 46), se determina que en ambos años 2013 y 2014 la Red Asistencial EsSalud - Hospital II Tarapoto no ha cumplido con este indicador (*Figura 42*). Al respecto, la Red Asistencial EsSalud - Hospital II Tarapoto cuenta con ambiente para el almacenamiento final de los residuos sólidos hospitalarios, pero no acorde a la norma técnica (parcialmente), de lo que resulta alarmante que sólo se cumpla la limpieza y desinfección del almacén luego de la evacuación de los residuos; por lo que de la evaluación de la entidad se obtuvo un puntaje de 3 (según los criterios establecidos en la Lista de Verificación de la Norma Técnica de Salud N° 096 - MINSA/DIGESA-V 01), que determinar cómo MUY DEFICIENTE el almacenamiento final.

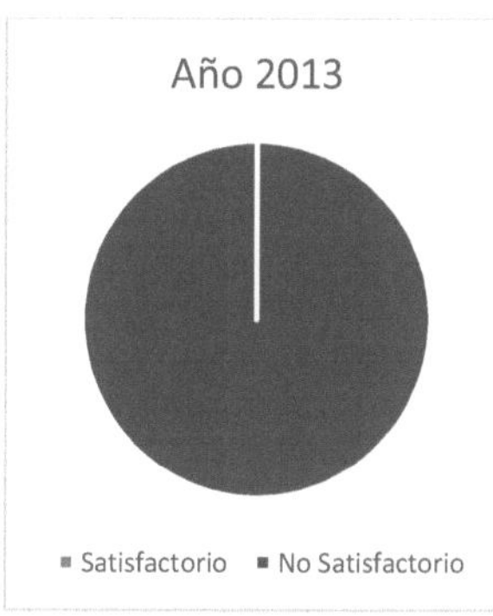

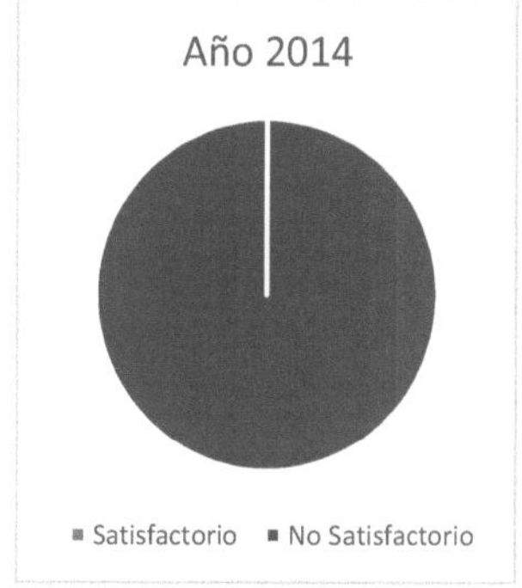

Figura 42. Existencia y empleabilidad del almacenamiento final en la Red Asistencial EsSalud - Hospital II Tarapoto, durante el año 2013 y 2014.

Tabla 46: *Evaluación de la fase de almacenamiento final en la Red Asistencial EsSalud - Hospital II Tarapoto, a junio de 2015*

5.-	ALMACENAMIENTO FINAL	SI	NO	PA	NA
5.1	El establecimiento de salud cuenta con un ambiente exclusivo para el almacenamiento final de los residuos y acorde con las especificaciones técnicas del manual			X	
5.2	En el almacén final, los residuos se ubican de acuerdo a su clasificación en el espacio dispuesto y acondicionado para cada clase (biocontaminado, común, especial)		X		
5.3	Los residuos punzo cortantes se colocan en una zona debidamente identificada y rotulada " Residuos Punzo cortantes" y con el símbolo internacional de Bioseguridad		X		
5.4	El personal de limpieza tiene y hace uso de sus equipos de protección personal		X		
5.5	Las bolsas de residuos biocontaminados se apilan sin compactar		X		
5.6	Los recipientes rígidos de material punzo cortantes se colocan en bolsas rojas para su posterior tratamiento	X			
5.7	Los residuos sólidos permanecen en el almacén final por un periodo de tiempo no mayor de 24 horas			X	
5.8	Se limpia y desinfecta al almacén luego de la evacuación de los residuos	X			

F.- Tratamiento

Tras contrastar el Informe de Supervisión N° 0153-2014-OEFA/DS-SEP e Informe de Supervisión N° 0202-2015-OEFA/DS-SEP emitidos por la Dirección de Supervisión del OEFA se determina que en ambos años 2013 y 2014 la Red Asistencial EsSalud - Hospital II Tarapoto no ha cumplido con este indicador (*Figura 43*), ya que sus residuos sólidos hospitalarios no fueron sometidos a ningún método de tratamiento. Cabe precisar que la entidad cuenta con un incinerador desde el año 2009, pero que dejo de funcionar en agosto del año 2012 y no se han hecho gestiones para reactivar este equipo de incineración. Ante ello la entidad no evaluó este indicador porque no se realiza.

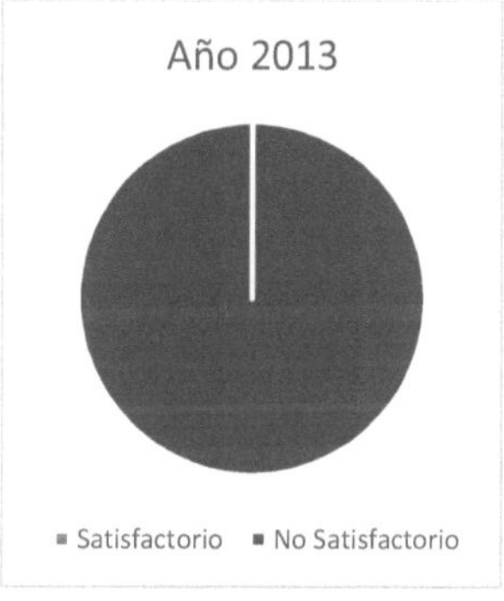

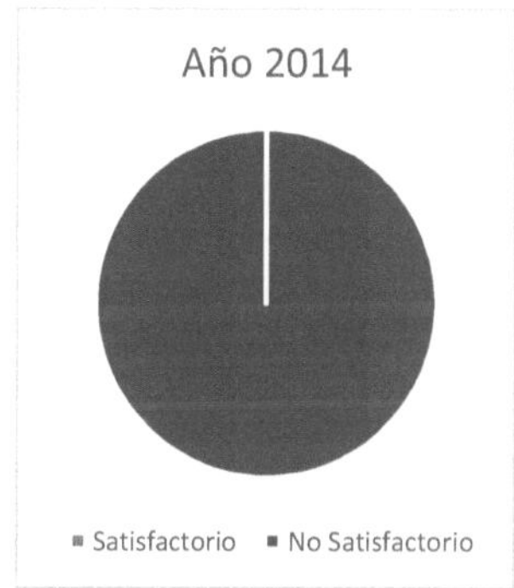

Figura 43. Realización de acciones de tratamiento en la Red Asistencial EsSalud - Hospital II Tarapoto, durante el año 2013 y 2014.

G.- Recolección externa (transporte externo)

Tras contrastar el Informe de Supervisión N° 0153-2014-OEFA/DS-SEP e Informe de Supervisión N° 0202-2015-OEFA/DS-SEP emitidos por la Dirección de Supervisión del OEFA y la información de la evaluación no periódica del año 2015 como referencia -criterios establecidos en la Lista de Verificación de la Norma Técnica de Salud N° 096 - MINSA/DIGESA-V 01.- (Tabla 47), se determina que en ambos años 2013 y 2014 la Red Asistencial EsSalud - Hospital II Tarapoto no ha cumplido con este indicador (*Figura 44*).

Los resultados por la recolección externa es de 0.5 (según los criterios establecidos en la Lista de Verificación de la Norma Técnica de Salud N° 096 - MINSA/DIGESA-V 01), lo que determina que esta etapa es MUY DEFICIENTE.

Existe preocupación dado que los residuos sólidos no se pesan evitando derrames y contaminación, además que el encargado del manejo de los residuos sólidos hospitalarios no verifica el traslado de los residuos al relleno sanitario. En este periodo (2013 y 2014) la Red Asistencial EsSalud - Hospital II Tarapoto no contaba con una EPS-RS para realizar esta tarea, incumpliendo la normativa vigente y además evidenciando que existió imprudencia por parte de sus funcionarios al permitir que el personal de limpieza de la Municipalidad Provincial de San Martin realice el manejo y traslado externo de residuos biocontaminados -cuando no era su competencia y exponiendo su vida ante esta peligrosa actividad-. Cabe precisar que a partir del mes de mayo de 2015 la Red Asistencial Tarapoto EsSalud - Hospital II celebra el contrato con la EPS-RS: Servicios Generales HyF S.A.C., para la recolección, transporte y disposición final de los residuos biocontaminados y especiales de la entidad, que son enviados al relleno sanitario Petramax (ubicado en la ciudad de Lima) a través de un vehículo de tipo camión caja cerrada. La recolección y transporte externo de los residuos comunes de la Red Asistencial EsSalud - Hospital II Tarapoto es realizado por el área de limpieza pública de la Municipalidad Provincial de San Martin.

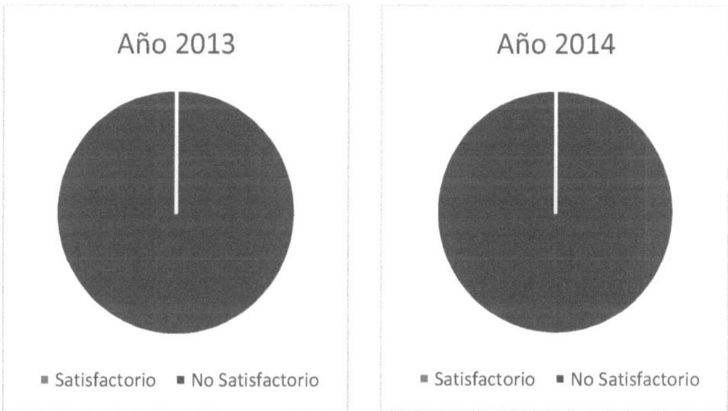

Figura 44. Ejecución del transporte externo de los residuos hospitalarios generados por la Red Asistencial EsSalud - Hospital II Tarapoto, durante el año 2013 y 2014.

Tabla 47: *Evaluación de la fase de recolección externa de los residuos sólidos hospitalarios en la Red Asistencial EsSalud - Hospital II Tarapoto, a junio de 2015*

7.-	RECOLECCIÓN EXTERNA	SI	NO	PA	NA
7.1	Los residuos sólidos se pesan evitando derrames y contaminación, así como el contacto de las bolsas con el cuerpo del operario		X		
7.2	Las bolsas de residuos se trasladan a las unidades de transporte a través rutas establecidas y utilizando equipos de protección personal			X	
7.3	El encargado del manejo de los residuos sólidos hospitalarios, verifica el traslado de los residuos al relleno sanitario.		X		

H.- Disposición final

En ambos años 2013 y 2014, la Red Asistencial EsSalud - Hospital II Tarapoto no ha cumplido con este indicador (*Figura 45*). Al respecto, no solo los residuos comunes sino también los residuos hospitalarios generados por la Red Asistencial EsSalud - Hospital II Tarapoto durante el 2013 y 2014 tuvieron como destino (disposición final) el botadero municipal de Yacucatina (San Martin), ante lo cual la Municipalidad Provincial de San Martín, habría ordenado el control y la prohibición del ingreso de vehículos cargados con residuos sólidos peligrosos (hospitalarios) al referido botadero. Los representantes de la DIRES San Martín manifestaron desconocer sobre la prohibición emitida por la Municipalidad Provincial de San Martín, sin embargo, habría desarrollado una supervisión a la Red Asistencial EsSalud - Hospital II Tarapoto (generador de los residuos sólidos), y como producto de ello elaboraron el Informe N° 052-2015-EPA-DIREFISSA/DIRES/SM recomendando la contratación de una EPS-RS para el manejo y disposición final de los residuos sólidos biocontaminados. Situación que fue subsanada a partir del mes de mayo de 2015 cuando la Red Asistencial Tarapoto EsSalud - Hospital II celebra el contrato con la EPS-RS: Servicios Generales HyF S.A.C., para la recolección, transporte y disposición final de los residuos biocontaminados y especiales de la entidad, que son enviados al relleno sanitario Petramax (ubicado en la ciudad de Lima) a través de un vehículo de tipo camión caja cerrada.

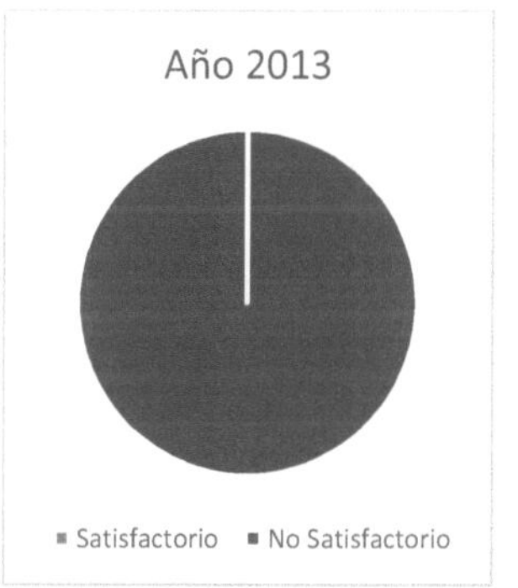

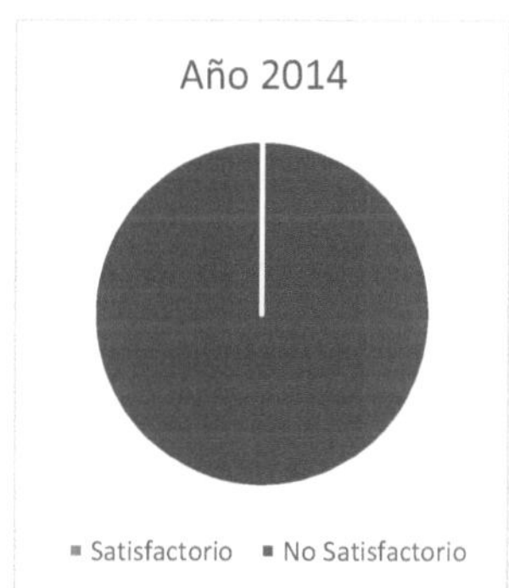

Figura 45. Disposición final de los residuos hospitalarios generados por la Red Asistencial EsSalud - Hospital II Tarapoto, durante el año 2013 y 2014.

4.2.2.- Análisis del nivel de aplicación de la Norma Técnica de Salud N° 096 - MINSA/DIGESA-V 01 en la Red Asistencial EsSalud - Hospital II Tarapoto, durante el año 2013 y 2014

Tabla 48: *Criterios del nivel de aplicación de la Norma Técnica de Salud N° 096 - MINSA/DIGESA-V 01*

Criterio	Descripción
Satisfactorio	Cumplió la Norma Técnica de Salud N° 096 - MINSA/DIGESA-V.01.
No satisfactorio	No cumple la Norma Técnica de Salud N° 096 - MINSA/DIGESAV.01.

La Red Asistencial EsSalud - Hospital II Tarapoto respecto a la etapa de gestión de residuos sólidos hospitalarios durante el año 2013 alcanzo el nivel satisfactorio en 3 indicadores, siendo que 8 indicadores obtuvieron el nivel de aplicación como no satisfactorio, durante el año 2014 alcanzo el nivel satisfactorio en 5 indicadores, siendo que 6 indicadores obtuvieron el nivel de aplicación como no satisfactorio; respecto a la etapa de manejo de residuos sólidos hospitalarios durante los años 2013 y 2014 alcanzo el nivel satisfactorio de 1 indicador, siendo que 8 indicadores obtuvieron el nivel de aplicación como no satisfactorio; tal como se demuestra (Tabla 49).

Tabla 49: *Análisis del nivel de aplicación de la Norma Técnica de Salud N° 096 - MINSA/DIGESA-V 01 en la Red Asistencial EsSalud - Hospital II Tarapoto, durante el año 2013 y 2014*

Verdad		Realidad	
Norma Técnica de Salud N° 096 - MINSA/DIGESA-V 01		Red Asistencial EsSalud - Hospital II Tarapoto	
		Año 2013	Año 2014
Gestión de residuos sólidos	Diagnostico situacional de residuos sólidos hospitalarios	No Satisfactorio	Satisfactorio
	Identificación de servicios y/o unidades generadoras de residuos sólidos hospitalarios	Satisfactorio	Satisfactorio
	Caracterización de residuos sólidos hospitalarios generados por servicios	Satisfactorio	Satisfactorio

	Comité de gestión y manejo de residuos sólidos hospitalarios	No Satisfactorio	No Satisfactorio
	Unidad responsable del manejo de residuos sólidos hospitalarios	Satisfactorio	Satisfactorio
	Plan de gestión y manejo de residuos sólidos hospitalarios	No Satisfactorio	No Satisfactorio
	Capacitación al personal	No Satisfactorio	Satisfactorio
	Implementación de equipos y materiales en los servicios generadores de residuos sólidos hospitalarios	No Satisfactorio	No Satisfactorio
	Evaluación en el área de servicio y/o unidades generadoras de residuos sólidos hospitalarios	No Satisfactorio	No Satisfactorio
	Manifiesto de manejo de residuos sólidos peligrosos	No Satisfactorio	No Satisfactorio
	Declaración anual de residuos sólidos hospitalarios	No Satisfactorio	No Satisfactorio
Manejo de residuos sólidos hospitalarios	Acondicionamiento	Satisfactorio	Satisfactorio
	Segregación	No Satisfactorio	No Satisfactorio
	Almacenamiento primario	No Satisfactorio	No Satisfactorio
	Almacenamiento intermedio	No Satisfactorio	No Satisfactorio
	Transporte interno	No Satisfactorio	No Satisfactorio
	Almacenamiento final	No Satisfactorio	No Satisfactorio
	Tratamiento	No Satisfactorio	No Satisfactorio
	Recolección externa (transporte externo)	No Satisfactorio	No Satisfactorio
	Disposición final	No Satisfactorio	No Satisfactorio

4.1.2.1.- Análisis del nivel de aplicación de la Norma Técnica de Salud N° 096 - MINSA/DIGESA-V 01 en la Red Asistencial EsSalud - Hospital II Tarapoto, durante el año 2013

Durante el año 2013, la Red Asistencial EsSalud - Hospital II Tarapoto respecto a la etapa de gestión de residuos sólidos hospitalarios obtuvo un 27,27% de cumplimiento (3 indicadores) y un 72,73% de incumplimiento (8 indicadores); y respecto a la etapa de manejo de residuos sólidos hospitalarios obtuvo un 11,11% de cumplimiento (1 indicador) y un 88,89% de incumplimiento (8 indicadores); tal como se demuestra (Tabla 50 - *Figura 46*).

Tabla 50: *% del nivel de aplicación de la Norma Técnica de Salud N° 096 - MINSA/DIGESA-V 01 en la Red Asistencial EsSalud - Hospital II Tarapoto, durante el año 2013*

Etapas	Aplicación	
	Satisfactorio	No Satisfactorio
Gestión 11 indicadores	3 indicadores **27,27% de cumplimiento**	8 indicadores **72,73% de incumplimiento**
Manejo 9 indicadores	1 indicador **11,11% de cumplimiento**	8 indicadores **88,89% de incumplimiento**

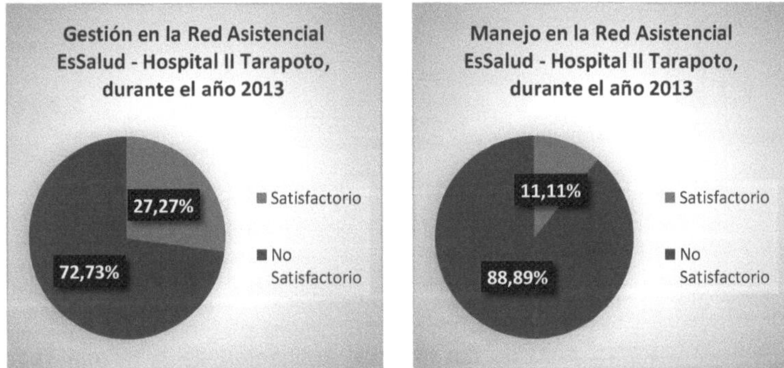

Figura 46. % del nivel de aplicación de la Norma Técnica de Salud N° 096 - MINSA/DIGESA-V 01 en la Red Asistencial EsSalud - Hospital II Tarapoto, durante el año 2013.

4.1.2.2.- Análisis del nivel de aplicación de la Norma Técnica de Salud N° 096 - MINSA/DIGESA-V 01 en la Red Asistencial EsSalud - Hospital II Tarapoto, durante el año 2014

Durante el año 2014, la Red Asistencial EsSalud - Hospital II Tarapoto respecto a la etapa de gestión de residuos sólidos hospitalarios obtuvo un 45,45% de cumplimiento (5 indicadores) y un 54,55% de incumplimiento (6 indicadores); y respecto a la etapa de manejo de residuos sólidos hospitalarios obtuvo un 11,11% de cumplimiento (1 indicador) y un 88,89% de incumplimiento (8 indicadores); tal como se demuestra (Tabla 51 - *Figura 47*).

Tabla 51: *% del nivel de aplicación de la Norma Técnica de Salud N° 096 - MINSA/DIGESA-V 01 en la Red Asistencial EsSalud - Hospital II Tarapoto, durante el año 2014*

Etapas	Aplicación	
	Satisfactorio	No Satisfactorio
Gestión 11 indicadores	5 indicadores **45,45% de cumplimiento**	6 indicadores **54,55% de incumplimiento**
Manejo 9 indicadores	1 indicador **11,11% de cumplimiento**	8 indicadores **88,89% de incumplimiento**

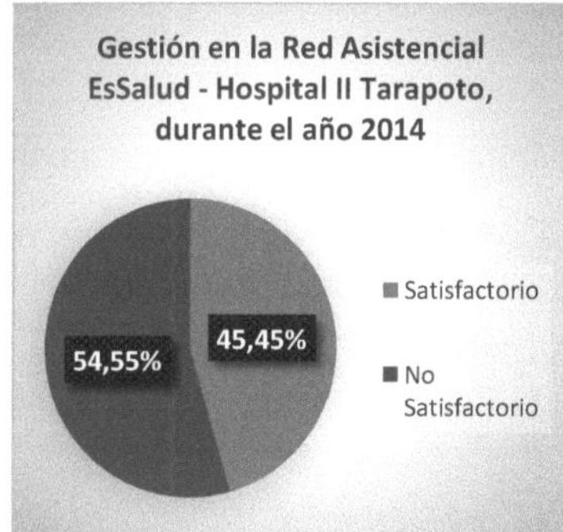

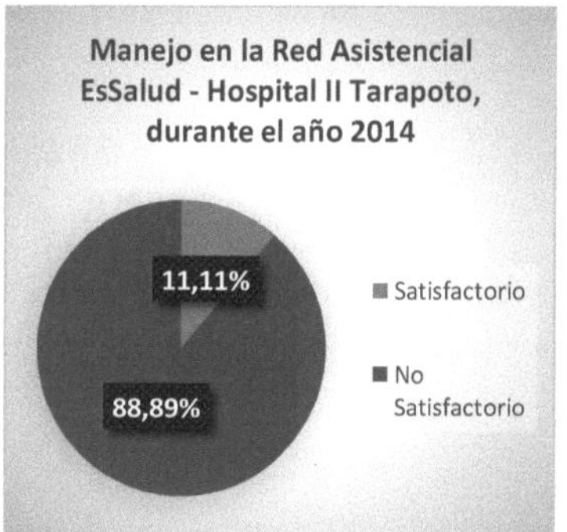

Figura 47. % del nivel de aplicación de la Norma Técnica de Salud N° 096 - MINSA/DIGESA-V 01 en la Red Asistencial EsSalud - Hospital II Tarapoto, durante el año 2014.

4.1.2.3.- Situación del nivel de aplicación de la Norma Técnica de Salud N° 096 - MINSA/DIGESA-V 01 en la Red Asistencial EsSalud - Hospital II Tarapoto, durante el año 2013 y 2014

Es de advertirse que cada etapa (Gestión y Manejo) expresa una totalidad de 100% en cuanto a su expectativa de cumplimiento, por ello se ha evaluado porcentualmente por separado estas etapas respecto a su cumplimiento e incumplimiento en la Red Asistencial EsSalud - Hospital II Tarapoto durante el año 2013 y 2014. De ello he obtenido como media entre el año 2013 y 2014, que la etapa de gestión en la Red Asistencial EsSalud - Hospital II Tarapoto se cumple en un 36,36% y se incumple en un 63,64%; y la etapa de manejo se cumple en un 11,11% y se incumple en un 88,89%; tal como se demuestra (Tabla 52).

Tabla 52: *Situación del nivel de aplicación de la Norma Técnica de Salud N° 096 - MINSA/DIGESA-V 01 en la Red Asistencial EsSalud - Hospital II Tarapoto, durante el año 2013 y 2014*

Año	Aplicación en el Hospital Amazónico de Yarinacocha			
	Etapa de Gestión		Etapa de Manejo	
	% de cumplimiento	% de Incumplimiento	% de cumplimiento	% de incumplimiento
2013	27,27%	72,73%	11,11%	88,89%
2014	45,45%	54,55%	11,11%	88,89%
Promedio	36,36%	63,64%	11,11%	88,89%

Si se suma ambos valores porcentuales de cumplimiento e incumplimiento de cada etapa, en total se tendría un valor expresado al 200%, pero que calculando a la mitad nos permite obtener datos al 100% referente al nivel de aplicación de la N.T.S. N° 096 - MINSA/DIGESA-V 01. De ello advertimos que se ha aplicado correctamente (cumplimiento – satisfactorio) en un 23,735%, y no aplicado correctamente (no cumplimiento – no satisfactorio) en un 76,265%; tal como se demuestra (Tabla 53 - *Figura 48*).

Tabla 53: *% del nivel de aplicación de la Norma Técnica de Salud N° 096 - MINSA/DIGESA-V 01 en la Red Asistencial EsSalud - Hospital II Tarapoto, durante el año 2013 y 2014*

Año	Aplicación en la Red Asistencial EsSalud - Hospital II Tarapoto			
	Cumplimiento		Incumplimiento	
	% en la etapa de gestión	% en la etapa de manejo	% en la etapa de gestión	% en la etapa de manejo
Promedio	36,360%	11,110%	63,640%	88,890%
∑	47,470%		152,530%	
Calculo a la mitad para obtener datos al 100%, referente a la aplicación de la N.T.S. N° 096 - MINSA/DIGESA-V 01	23,735%		76,265%	

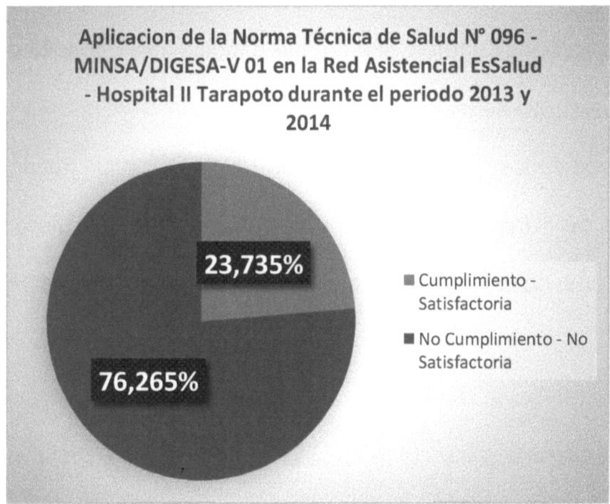

Figura 48. % del nivel de aplicación de la Norma Técnica de Salud N° 096 - MINSA/DIGESA-V 01 en la Red Asistencial EsSalud - Hospital II Tarapoto, durante el año 2013 y 2014.

4.3 Comparación del nivel de aplicación de la Norma Técnica de Salud N° 096 - MINSA/DIGESA-V 01 durante el periodo 2013 y 2014 en el Hospital Amazónico de Yarinacocha y en la Red Asistencial EsSalud - Hospital II Tarapoto

El Hospital Amazónico de Yarinacocha respecto a la etapa de gestión de residuos sólidos hospitalarios durante los años 2013 y 2014 alcanzo el nivel satisfactorio en 5 indicadores, siendo que 6 indicadores obtuvieron el nivel de aplicación como no satisfactorio; respecto a la etapa de manejo de residuos sólidos hospitalarios durante los años 2013 y 2014 el nivel de aplicación fue no satisfactorio en los 9 indicadores; tal como se demuestra (Tabla 54).

La Red Asistencial EsSalud - Hospital II Tarapoto respecto a la etapa de gestión de residuos sólidos hospitalarios durante el año 2013 alcanzo el nivel satisfactorio en 3 indicadores, siendo que 8 indicadores obtuvieron el nivel de aplicación como no satisfactorio, durante el año 2014 alcanzo el nivel satisfactorio en 5 indicadores, siendo que 6 indicadores obtuvieron el nivel de aplicación como no satisfactorio; respecto a la etapa de manejo de residuos sólidos hospitalarios durante los años 2013 y 2014 alcanzo el nivel satisfactorio de 1 indicador, siendo que 8 indicadores obtuvieron el nivel de aplicación como no satisfactorio; tal como se demuestra (Tabla 54).

Tabla 54: *Comparación del nivel de aplicación de la Norma Técnica de Salud N° 096 - MINSA/DIGESA-V 01 durante el periodo 2013 y 2014 en el Hospital Amazónico de Yarinacocha y en la Red Asistencial EsSalud - Hospital II Tarapoto*

Verdad		Realidad		Realidad	
Norma Técnica de Salud N° 096 - MINSA/DIGESA-V 01		Año 2013		Año 2014	
		Hospital Amazónico de Yarinacocha	Red Asistencial EsSalud - Hospital II Tarapoto	Hospital Amazónico de Yarinacocha	Red Asistencial EsSalud - Hospital II Tarapoto
Gestión de residuos sólidos hospitalarios	Diagnostico situacional de residuos sólidos hospitalarios	Satisfactorio	No Satisfactorio	No Satisfactorio	Satisfactorio
	Identificación de servicios y/o unidades generadoras de residuos sólidos hospitalarios	Satisfactorio	Satisfactorio	Satisfactorio	Satisfactorio
	Caracterización de residuos sólidos hospitalarios generados por servicios	Satisfactorio	Satisfactorio	Satisfactorio	Satisfactorio
	Comité de gestión y manejo de residuos sólidos hospitalarios	No Satisfactorio	No Satisfactorio	No Satisfactorio	No Satisfactorio
	Unidad responsable del manejo de residuos sólidos hospitalarios	Satisfactorio	Satisfactorio	Satisfactorio	Satisfactorio
	Plan de gestión y manejo de residuos sólidos hospitalarios	No Satisfactorio	No Satisfactorio	No Satisfactorio	No Satisfactorio
	Capacitación al personal	Satisfactorio	No Satisfactorio	Satisfactorio	Satisfactorio
	Implementación de equipos y materiales en los servicios generadores de residuos sólidos hospitalarios	No Satisfactorio	No Satisfactorio	No Satisfactorio	No Satisfactorio
	Evaluación en el área de servicio y/o unidades generadoras de residuos sólidos hospitalarios	No Satisfactorio	No Satisfactorio	No Satisfactorio	No Satisfactorio
	Manifiesto de manejo de residuos sólidos peligrosos	No Satisfactorio	No Satisfactorio	No Satisfactorio	No Satisfactorio

	Declaración anual de residuos sólidos hospitalarios	No Satisfactorio	No Satisfactorio	No Satisfactorio	No Satisfactorio
Manejo de residuos sólidos hospitalarios	Acondicionamiento	No Satisfactorio	Satisfactorio	No Satisfactorio	Satisfactorio
	Segregación	No Satisfactorio	No Satisfactorio	No Satisfactorio	No Satisfactorio
	Almacenamiento primario	No Satisfactorio	No Satisfactorio	No Satisfactorio	No Satisfactorio
	Almacenamiento intermedio	No Satisfactorio	No Satisfactorio	No Satisfactorio	No Satisfactorio
	Transporte interno	No Satisfactorio	No Satisfactorio	No Satisfactorio	No Satisfactorio
	Almacenamiento final	No Satisfactorio	No Satisfactorio	No Satisfactorio	No Satisfactorio
	Tratamiento	No Satisfactorio	No Satisfactorio	No Satisfactorio	No Satisfactorio
	Recolección externa (transporte externo)	No Satisfactorio	No Satisfactorio	No Satisfactorio	No Satisfactorio
	Disposición final	No Satisfactorio	No Satisfactorio	No Satisfactorio	No Satisfactorio

Resulta alarmante que en ambos casos (durante los años 2013 y 2014) exista un alto porcentaje de más del 76% de incumplimiento de la Norma Técnica de Salud N° 096 - MINSA/DIGESA-V 01, que entró en vigencia en mediados del año 2012; tal como se demuestra (Tabla 55 - *Figura 49*).

Tabla 55: *Comparación del % del nivel de aplicación de la Norma Técnica de Salud N° 096 - MINSA/DIGESA-V 01 durante el periodo 2013 y 2014 en el Hospital Amazónico de Yarinacocha y en la Red Asistencial EsSalud - Hospital II Tarapoto*

Aplicación de la N .T.S. N° 096 - MINSA/DIGESA-V 01	% de cumplimiento en el periodo 2013 y 2014	% de incumplimiento en el periodo 2013 y 2014
Hospital Amazónico de Yarinacocha	22,725%	77,275%
Red Asistencial EsSalud - Hospital II Tarapoto	23,735%	76,265%

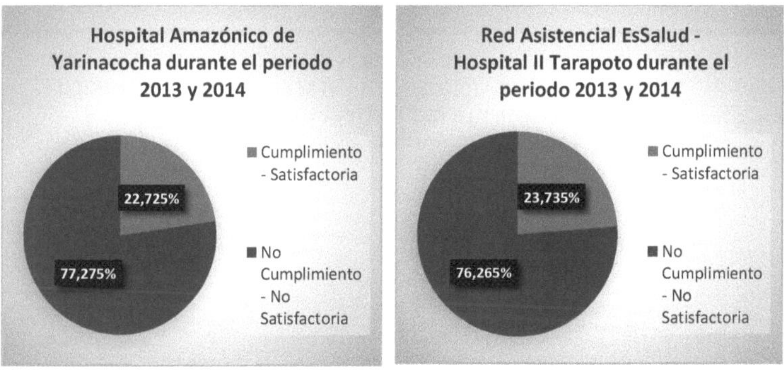

Figura 49. Comparación del % del nivel de aplicación de la Norma Técnica de Salud N° 096 - MINSA/DIGESA-V 01 durante el periodo 2013 y 2014 en el Hospital Amazónico de Yarinacocha y en la Red Asistencial EsSalud - Hospital II Tarapoto.

Comparando los datos indicados en la Tabla 55, podemos advertir que: El % de variación en el cumplimiento de la aplicación de la Norma Técnica de Salud N° 096 - MINSA/DIGESA-V 01 entre el Hospital Amazónico de Yarinacocha y en la Red Asistencial ESSALUD - Hospital II Tarapoto es de 1,01% (22,725% y 23,735% respectivamente); y que el % de variación en el incumplimiento de la aplicación de la Norma Técnica de Salud N° 096 - MINSA/DIGESA-V 01 entre el Hospital Amazónico de Yarinacocha y en la Red Asistencial ESSALUD - Hospital II Tarapoto es de 1,01% (77,275% y 76,265% respectivamente); tal como se demuestra (*Figura 50*).

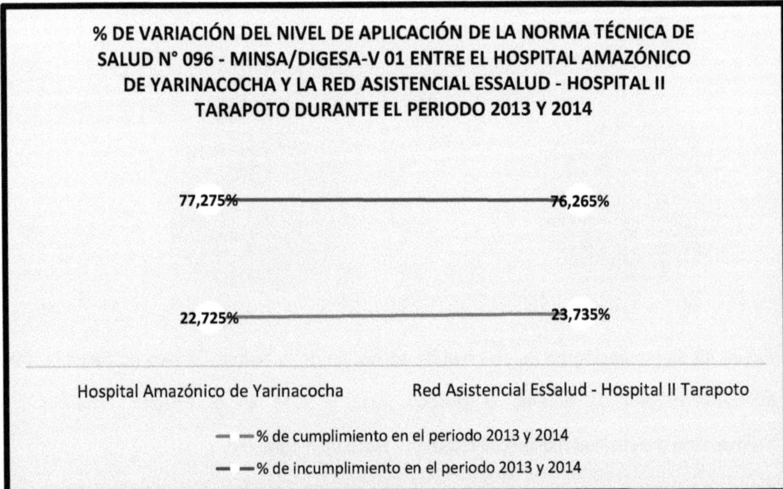

Figura 50. % de variación del nivel de aplicación de la Norma Técnica de Salud N° 096 - MINSA/DIGESA-V 01 entre el Hospital Amazónico de Yarinacocha y la Red Asistencial EsSalud - Hospital II Tarapoto durante el periodo 2013 y 2014.

CAPÍTULO V

DISCUSIÓN DE RESULTADOS

5.1 CONTRASTACIÓN DE LOS RESULTADOS CON LOS ANTECEDENTES

Lo señalado por Álvarez Carteño, P. (2008) respecto a la realidad de México que tras las inspecciones realizadas advirtió que los establecimiento de salud tanto público y privados presentaron irregularidades administrativas y de manejo de residuos peligrosos biológicos – infecciosos, es similar a lo encontrado en el Hospital Amazónico de Yarinacocha y en la Red Asistencial ESSALUD - Hospital II Tarapoto, precisando que estos 2 establecimientos de salud durante el año 2013 y 2014 incumplieron con las inspecciones periódicas obligadas a realizar; además si bien estos establecimiento de salud han cumplido con la capacitación al personal sobre el tema, esto no garantizó mejorar el sistema de gestión ambiental y sanitario para el manejo adecuado de los residuos (como se puede evidenciar de los resultados), no obstante no se debe renunciar a este proceso de sensibilizar y capacitar al personal para fomentar una cultura de auto cuidado para prevenir la ocurrencia de accidentes e incidentes, mejorar las condiciones del trabajo y salud, y preservar el medio ambiente.

Lo señalado por Vergara Suarez, J. E. (2008) respecto al Hospital "Nuestra Señora de las Mercedes" en donde no se da un manejo técnico, sanitario y ambiental adecuado a sus residuos hospitalarios generados, evidenciándose deficiencias en todas las etapas del manejo interno, se adapta a lo encontrado en el Hospital Amazónico de Yarinacocha y en la Red Asistencial ESSALUD -

Hospital II Tarapoto, quienes también han incumplido las disposiciones legales vigente en el Perú y tras su accionar han puesto en riesgo la salud de los empleados, pacientes, visitantes y comunidad en general, afectando el medio ambiente. Respecto al interés por parte de la administración para cumplir con las normas, estas deben entender desde la máxima autoridad (Dirección y Comité de Gestión y Manejo de Residuos Sólidos) que es su obligación legal, ambiental y social el estricto cumplimiento de la norma en la materia, de lo contrario como indica Vergara Suarez, J. E. la entidad se expone a sanciones por no asumir su responsabilidad oportunamente.

Lo señalado por Cortés Giutta, R. (2004) respecto a que la Clínica de Jicaral no cumple al 100% la normativa de manejo de desechos sólidos hospitalarios, tiene relación con lo encontrado en el Hospital Amazónico de Yarinacocha y en la Red Asistencial ESSALUD - Hospital II Tarapoto, quienes también han incumplido -en un 77.275% y 76.265% respectivamente- la Norma Técnica de Salud N° 096 - MINSA/DIGESA-V 01. Así mismo los factores que inciden en esta problemática son los mismos, dados por la falta de activación de la comisión de gestión de residuos sólidos hospitalarios, falta de compromiso del personal tras la capacitación proporcionada; todo ello conllevó a que también en Ucayali y San Martin se haya estado disponiendo finalmente los residuos sólidos hospitalarios en los botaderos de su jurisdicción, poniendo en alto riesgo a la comunidad.

Lo señalado por Loayza Berrocal, L. A. & Nava Torres, C. A. (2012) respecto a que en el Hospital Militar Central no tiene buenas condiciones de acondicionamiento, segregación, almacenamiento y recolección externa, así como que las medidas tratamiento no son las óptimas, tiene relación con lo encontrado en el Hospital Amazónico de Yarinacocha y en la Red Asistencial ESSALUD - Hospital II Tarapoto en estas fases, y preocupa aún más cuando en los 2 establecimientos estudiados no se realizado ningún tratamiento a los residuos sólidos hospitalarios. Se determina por Loayza Berrocal, L. A. & Nava Torres, C. A. que el Hospital Militar Central no cumple la Norma Técnica: Procedimientos para el Manejo de Residuos Sólidos Hospitalarios, aprobada por el MINSA en el año 2004. En este trabajo se ha tenido en evaluación el cumplimiento de la norma vigente, siendo la Norma Técnica de Salud N° 096 - MINSA/DIGESA-V 01.

Lo evidenciado por Cifuentes, C. (2008) en el Hospital Cayetano Heredia respecto a la falta de una gestión ambiental adecuada sobre el tema, se mantiene en los establecimientos de salud investigados, a razón de las deficiencias administrativas y operativas demostradas, que conllevan al incumplimiento de la legislación ambiental aplicable y vigente. Haciendo incidencia a que estos son resultados por la falta de compromisos ambientales voluntarios y falta de trabajo de sensibilización con el personal de la Red Asistencial EsSalud - Hospital II Tarapoto y del Hospital Amazónico de Yarinacocha. Por lo que, a efectos de obtener resultados óptimos y satisfactorios, las entidades deben dotar de equipos y materiales necesarios a sus trabajadores para llevar adecuadamente estas acciones de manejo de residuos hospitalarios.

Lo encontrado por Menezes, C. F., & Situba, N. D. santos. (2020) en el Hospital Regional Vinicius Conrado es alarmante dado que aún no se había creado el Plan de gestión de residuos sólidos hospitalarios para dicho establecimiento, situación equivalente a lo verificado para la Red Asistencial EsSalud - Hospital II Tarapoto y del Hospital Amazónico de Yarinacocha en el periodo de estudio (2013 - 2014) dado que se obtuvo como resultado un indicador no satisfactorio, respecto a su Plan de gestión y manejo de residuos sólidos hospitalários. Ello sin dudo pone en peligro la integridad física de las personas que trabajan, por lo que su ausencia implica de manera negativa en el manejo de estos residuos dentro y fuera de los establecimientos de salud.

Lo advertido por Rojas, Ivo & Pérez, David (2015) respecto al mal gerenciamiento de la contaminación de residuos sólidos hospitalarios en el Hospital Amazónico de Yarinacocha, que demuestra el incumplimiento de la NTS N° 096-MINSA/DIGESA V.01., se mantiene, incluso se obtiene similares resultados en la Red Asistencial ESSALUD - Hospital II Tarapoto por la existencia de deficiencias administrativas (gestión) y operativas (manejo) en la atención que debió darse a los residuos hospitalarios; sobre las principales deficiencias administrativas, en ambos establecimientos falto capacidad de gestión –oportuna– para la conformación y aprobación del Comité de gestión y manejo de residuos sólidos hospitalarios, así mismo de su plan.

5.2 CONTRASTACIÓN DE LOS RESULTADOS CON LOS REFERENTES BIBLIOGRAFICOS DE LAS BASES TEORICAS

Lo señalado por la OMS (2015) respecto a que en varios países no se cumple con la reglamentación que tienen sobre la gestión y manejo de residuos sólidos hospitalarios, se enmarca con lo encontrado en el Hospital

Amazónico de Yarinacocha y en la Red Asistencial ESSALUD - Hospital II Tarapoto, quienes vienen incumpliendo la NTS N° 096-MINSA/DIGESA V.01.. Esto a razón de la falta de conciencia de los peligros que los desechos sanitarios pueden entrañar para la salud, la deficiente capacitación en gestión de desechos, la falta de compromiso tras la capacitación, la ausencia de monitoreo del sistema de gestión y evacuación de residuos, la escasez de recursos humanos y económicos y la poca prioridad otorgada a esta cuestión; todo estos factores deben ser subsanados a fin de mejorar la gestión de residuos hospitalarios, pero se necesita el compromiso -por obligatoriedad si fuese necesario- de las autoridades máximas: Dirección del Establecimiento de Salud y del Comité de gestión y manejo de residuos sólidos hospitalarios, por ser estos los responsables del cumplimiento de las disposiciones de la Norma Técnica de Salud N° 096-MINSA/DIGESA V.01.

En esa línea, lo advertido por Navazeshkhah, F., Mousavi, S. A., Almasi, A., Amini, J., Moradi, P., & Janjani, H. (2019) respecto a las condiciones de tratamiento de aguas residuales en los hospitales objeto de estudio clasificados como en situaciones inadecuadas, recomendandose el control y supervisión para mejorar su situación de la gestión de residuos hospitalários, es aplicable para la Red Asistencial EsSalud - Hospital II Tarapoto y del Hospital Amazónico de Yarinacocha, que conforme a la norma vigente (NTS N° 144-MINSA/2018/DIGESA) deben ser supervisados por los Gobiernos Regionales, quienes cuentan com estas competencias y facultades de fiscalizar y sancionar respecto a la gestión de los residuos en los EESS, SMA y CI en sus respectivas jurisdicciones a través de las DIRESA, GERESA o quien haga sus veces, de acuerdo a la normativa vigente.

Ante todo ello, se requiere conforme indica Huancas, E. (2010) que el Hospital Amazónico de Yarinacocha y la Red Asistencial ESSALUD - Hospital II Tarapoto, efectivicen un sistema de gestión integral para el manejo de sus residuos sólidos hospitalarios, contemplando aspectos de planificación, ejecución, administración, vigilancia y control de cada fase, así mismo que promuevan un real compromiso de los generadores.

Finalmente, de los hallazgos de Abarca Fernández, D., & Escobar-Mamani, F. (2018), se puedo indicar que se debe replicar en el Hospital Amazónico de Yarinacocha y la Red Asistencial ESSALUD - Hospital II Tarapoto un programa educativo del conocimiento a la práctica respecto al manejo de residuos sanitarios, dado que la experiencia del personal de limpieza de Hospitales de referencia Puno- Perú ha sido exitoso con resultado óptimo, siendo que se ha mejorado en las etapas de acondicionamiento en un 69.76%; almacenamiento intermedio en un 60,47%; recolección /transporte interno en un 60.47%.

5.3 CONTRASTACIÓN DE LA HIPÓTESIS GENERAL

De la información recabada se puede advertir que la hipótesis de investigación se ha comprobado:

Tabla 56: *Contrastación de la hipótesis general*

HIPÓTESIS	CONTRASTACIÓN CON LOS RESULTADOS
NO se realizó apropiadamente actividades técnicas administrativas y	De los datos se puede comprobar que en la Red Asistencial EsSalud - Hospital II Tarapoto y el Hospital Amazónico de Yarinacocha **NO**

operativas en la Red Asistencial EsSalud - Hospital II Tarapoto y en el Hospital Amazónico de Yarinacocha, en los años 2013 – 2014	se realizó apropiadamente actividades técnicas administrativas y operativas en los años 2013 y 2014, ya que existió deficiencias del 76.265% y 77.275% (respectivamente) en la gestión y manejo de los residuos hospitalarios.
ENTONCES NO se está cumpliendo con aplicar la NTS N° 096MINSA/DIGESA V.01	De los datos advierto que **NO** se cumplió con aplicar correctamente la NTS N° 096MINSA/DIGESA V.01 en la Red Asistencial EsSalud - Hospital II Tarapoto y en el Hospital Amazónico de Yarinacocha en los años 2013 y 2014; obtenido sólo como cumplimiento un 23.735% y 22.725% respectivamente
POR LO QUE la gestión y manejo de residuos sólidos hospitalario es inadecuada	Ante ello, la gestión y manejo de los residuos hospitalarios en la Red Asistencial EsSalud - Hospital II Tarapoto y el Hospital Amazónico de Yarinacocha durante los años 2013 y 2014 se determina **INADECUADA** por las consideraciones expuestas. Estas acciones afectaron el derecho constitucional de los ciudadanos a un ambiente sano y equilibrado libre de contaminación.

5.4 APORTE CIENTÍFICO DE LA INVESTIGACIÓN

La investigación me ha permitido conocer cómo se aplicó la NTS N° 096 MINSA/DIGESA V.01., en la Red Asistencial EsSalud - Hospital II Tarapoto y en el Hospital Amazónico de Yarinacocha, en los años 2013 – 2014; de ello determinar la realidad de la capacidad de gestión y operatividad de los servidores y funcionarios públicos de estas instituciones, a fin de proponer nuevas estrategias para atender la problemática.

Dentro de los derechos de los ciudadanos, se encuentra la participación ciudadana ambiental, en tal sentido los instrumentos aplicados en esta investigación se pueden utilizar como patrón para evaluar los demás establecimientos de salud a nivel nacional por parte de cualquier ciudadano que desea conocer si se está afectando su derecho constitucional a vivir en un ambiente sano y equilibrado libre de contaminación.

Aporta como fuente de conocimiento y antecedente ya que finalmente los resultados obtenidos de esta investigación servirán como marco de referencia y de apertura para futuras investigaciones.

Finalmente se espera que en los años posteriores a los del estudio, la Red Asistencial EsSalud - Hospital II Tarapoto y el Hospital Amazónico de Yarinacocha apliquen adecuadamente la NTS N° 096-MINSA/DIGESAV.01., para lograr la disminución de la contaminación ambiental.

5.5 CONSIDERACIONES FINALES

Siendo la temática de gestión y manejo de residuos hospitalarios de gran importancia en la actualidad, no se han presentado limitaciones teóricas en este estudio, ya que se pudo obtener información de los diversos repositorios universitarios (pre y posgrado), así como información de artículos indexados en revistas científicas, tanto de carácter nacional como internacional. Respecto a las bases teóricas en el Perú se continúa fortaleciendo el tema, esto a través de diversos autores, y la postura de actuación institucional de la entidad rectora, como el Ministerio de Salud, que en el año 2018 aprobó la nueva NTS N° 144-MINSA/2018/DIGESA - Norma Técnica de Salud: Gestión Integral y Manejo de Residuos Sólidos en Establecimientos de Salud, Servicios Médicos de Apoyo y Centros de Investigación, a través de la Resolución Ministerial N° 1295-2018/MINSA derogando a la Norma Técnica de Salud N° 096 - MINSA/DIGESA-V.01; la NTS N° 144-MINSA/2018/DIGESA mantiene como soporte para su cumplimiento a los Gobiernos Regionales, quienes cuentan con las competencias y facultades para supervisar, fiscalizar y sancionar respecto a la gestión de los residuos en los EESS, SMA y CI en sus respectivas jurisdicciones a través de las DIRESA, GERESA o quien haga sus veces, de acuerdo a la normativa vigente.

Tampoco se han presentado limitaciones metodológicas en este estudio, siendo que la misma cumple con los criterios del rigor científico tales como el valor de verdad, su aplicabilidad, su consistencia y su neutralidad; además de poder ser replicable la metodología en otras entidades del sector salud, a fin de obtener información sobre las variables. Finalmente, a partir de los resultados de la investigación, pueden surgir investigaciones respecto al control normativo y/o técnico o nivel de cumplimiento de la gestión y manejo de residuos sólidos en establecimientos de salud del Perú, además investigaciones respecto al proceso de supervisión y fiscalización por parte de los Gobiernos Regionales en materia de salud, y respecto a eficacia de sanciones y su cumplimiento por parte de los establecimientos de salud del Perú, para garantizar el derecho a la salud y a un ambiente sano y equilibrado conforme señala la Constitución Política del Perú.

CONCLUSIONES

1.- El nivel de aplicación de la NTS N° 096-MINSA/DIGESA V.01. Norma técnica de salud de gestión y manejo de residuos sólidos en establecimientos de salud, en la Red Asistencial EsSalud - Hospital II Tarapoto y en el Hospital Amazónico de Yarinacocha, en los años 2013 – 2014 es **NO SATISFACTORIA**, dado que existió deficiencias administrativas (gestión) y operativas (manejo) en la atención que sus funcionarios y servidores debieron dar a los residuos hospitalarios desde su generación hasta la disposición final.

2.- Respecto a la comparación del nivel de aplicación de la NTS N° 096-MINSA/DIGESA V.01, en ambos hospitales la realidad es similar:

- Se determinó que el % de cumplimiento en la Red Asistencial ESSALUD - Hospital II Tarapoto es de 23.735% y en el Hospital Amazónico de Yarinacocha es de 22.725%; y que entre ambos varía en una diferencia de 1.01%.
- Se determinó que el % de incumplimiento en la Red Asistencial ESSALUD - Hospital II Tarapoto es de 76.265% y en el Hospital Amazónico de Yarinacocha es de 77.275%; y que entre ambos varía en una diferencia de 1.01%.

3.- Queda demostrado que en ambos establecimiento de salud (Red Asistencial EsSalud - Hospital II Tarapoto y Hospital Amazónico de Yarinacocha) durante los años 2013 y 2014 se han realizado **pocas actividades técnicas administrativas** de acorde a la Norma Técnica de Salud N° 096-MINSA/DIGESA-V 01. Ante ello se evidenció que de las 11 tareas mínimas para una adecuada gestión de residuos sólidos hospitalarios, la Red Asistencial EsSalud - Hospital II Tarapoto sólo ha cumplido 3 en el año 2013 (27.27% de cumplimiento) y 5 en el año 2014 (45.45% de cumplimiento), y el Hospital Amazónico de Yarinacocha sólo ha cumplido 5 para los años 2013 y 2014 (45.45% de cumplimiento).

4.- Queda demostrado que en ambos establecimiento de salud (Red Asistencial EsSalud - Hospital II Tarapoto y Hospital Amazónico de Yarinacocha) durante los años 2013 y 2014 **las actividades técnicas operativas no han sido realizadas** conforme a lo señalado en la Norma Técnica de Salud N° 096-MINSA/DIGESA-V 01. Ante ello se evidenció que de las 9 tareas para un adecuado manejo de los residuos sólidos hospitalarios desde su generación hasta la disposición final, la Red Asistencial EsSalud - Hospital II Tarapoto sólo ha cumplido 1 tarea que es el acondicionamiento en ambos periodos 2013 y 2014 (11.11% de cumplimiento), pero el Hospital Amazónico de Yarinacocha no ha cumplido con ninguna tarea (0% de cumplimiento) en ambos periodos 2013 y 2014.

5.- En ambos casos existe un alto porcentaje de más del 76% de incumplimiento de la Norma Técnica de Salud N° 096 - MINSA/DIGESA-V.01 durante los años 2013 y 2014, a pesar de que esta norma entró en vigencia a mediados del año 2012; por lo que se demuestra la **INADECUADA** gestión y manejo de residuos sólidos hospitalarios en la Red Asistencial EsSalud - Hospital II Tarapoto y en el Hospital Amazónico de Yarinacocha.

SUGERENCIAS

1.- Para la Red Asistencial EsSalud - Hospital II Tarapoto y el Hospital Amazónico de Yarinacocha, respecto a la NTS N° 096-MINSA/DIGESA V.01. - Norma Técnica de Salud de Gestión y Manejo de Residuos Sólidos en Establecimientos de Salud y Servicios Médicos de Apoyo:

- En lo sucesivo **dar** cumplimiento y **aplicar** correctamente la NTS N° 096-MINSA/DIGESA V.01, aprobada con R.M. N°554-2012/MINSA.
- **Inducir** al personal administrativo, asistencial, apoyo, y de limpieza, a cumplir el lineamiento establecido en la NTS N° 096-MINSA/DIGESA V.01., a fin de levantar las deficiencias administrativas (gestión) y operativas (manejo) advertidas, respecto a la atención que debe darse a los residuos hospitalarios.

2.- Para la Red Asistencial EsSalud - Hospital II Tarapoto y para el Hospital Amazónico de Yarinacocha, respecto a la GESTIÓN de residuos hospitalarios:

- Se **conforme** y **apruebe** mediante resolución el Comité de Gestión y Manejo de Residuos Sólidos Hospitalarios, así mismo el Plan de Gestión y Manejo de Residuos Sólidos Hospitalarios para los años sucesivos.
- **Disponer** el personal especializado para realizar las evaluaciones al establecimiento de salud, empleando las Listas de Verificación N° 1, 2 y 3 (Manejo de Residuos Sólidos) que son parte como anexos de la NTS N° 096-MINSA/DIGESA V.01.; debiendo ejecutarse como mínimo una vez al mes como medida de control, a fin de determinar su grado de cumplimiento y aplicación.

- En lo sucesivo **cumplir** con reportar a la Entidad de Fiscalización Ambiental - EFA respectiva (Dires San Martin, DIRESA Ucayali) el registro de la Declaración Anual del Manejo de Residuos Sólidos.
- En lo sucesivo **cumplir** con reportar a la Entidad de Fiscalización Ambiental - EFA respectiva (Dires San Martin, DIRESA Ucayali) los Manifiestos de manejo de residuos sólidos peligrosos.
- **Implementar** con equipo de protección y materiales al personal encargado del manejo de los residuos sólidos hospitalarios; para **garantizar** su derecho a la salud ocupacional.
- En lo sucesivo **continuar** con las capacitaciones al personal administrativo, asistencial, apoyo, y de limpieza, en temas vinculados con la NTS N° 096-MINSA/DIGESA V.01., a fin de garantizar la sensibilización en el cumplimiento de la normativa.

3.- Para la Red Asistencial EsSalud - Hospital II Tarapoto y para el Hospital Amazónico de Yarinacocha, respecto al MANEJO de residuos hospitalarios:

- **Inducir** al personal de limpieza interno, a cumplir adecuadamente las etapas de acondicionamiento, transporte interno, almacenamiento intermedio, y almacenamiento final.
- **Inducir** al personal de administrativo, asistencial y de apoyo, a cumplir adecuadamente la etapa de segregación y almacenamiento primario.
- **Inducir** al personal de limpieza externo, a cumplir adecuadamente las etapas de recolección y transporte externo, y una adecuada disposición final de los residuos hospitalarios.

4.- Para la Red Asistencial EsSalud - Hospital II Tarapoto, respecto al MANEJO de residuos hospitalarios:

- **Continuar** con el servicio que brinda la Empresa Prestadora de Servicio de Residuos Sólidos - EPS-RS: Servicios Generales HyF S.A.C., para la recolección, transporte y disposición final de los residuos biocontaminados y especiales de la entidad; y con el servicio que brinda la Municipalidad Provincial de San Martin para la recolección, transporte y disposición final de los residuos comunes.
- **Realizar** gestiones para poner en operatividad el incinerador con el que cuenta el establecimiento, a fin de realizar tratamiento a los residuos sólidos hospitalarios que genera.
- **Instruir** al personal responsable del manejo de los residuos sólidos hospitalarios de la entidad, a fin de que no se vuelva a permitir que los residuos hospitalarios sean transportado al botadero municipal de la Municipalidad Provincial de San Martin para su disposición final.

5.- Para el Hospital Amazónico de Yarinacocha, respecto al MANEJO de residuos hospitalarios:

- **Contratar** al personal suficiente para que realicen las actividades de limpieza en el Hospital Amazónico de Yarinacocha, a fin de evitar un déficit de personal.
- **Continuar** con el servicio que brinda la Empresa Prestadora de Servicio de Residuos Sólidos - EPS-RS: Consultores y Servicios Ambientales Ucayali S.A.C. (CYSA), para la recolección, transporte y disposición final de los residuos biocontaminados y especiales de la entidad; y con el servicio que

brinda la Municipalidad Distrital de Yarinacocha para la recolección, transporte y disposición final de los residuos comunes.

- **Realizar** gestiones para la adquisición de una autoclave con triturador para el establecimiento, a fin de brindar un tratamiento adecuado a los residuos sólidos hospitalarios que genera.
- **Instruir** al personal responsable del manejo de los residuos sólidos hospitalarios de la entidad, a fin de que no se vuelva a permitir que los residuos hospitalarios sean recogidos y transportado por el personal de la Municipalidad Distrital de Yarinacocha al botadero municipal de la Municipalidad Provincial de Coronel Portillo para su disposición final.

REFERENCIAS BIBLIOGRÁFICAS

I.- Artículos científicos indexados

Abarca Fernández, D., & Escobar-Mamani, F. (2018). Manejo de residuos sanitarios: un programa educativo del conocimiento a la práctica. Revista de Investigaciones Altoandinas - *Journal of High Andean Research*, 20(3), 315–324. https://doi.org/10.18271/ria.2018.395

Adu, R. O., Gyasi, S. F., Essumang, D. K., & Otabil, K. B. (2020). Medical Waste-Sorting and Management Practices in Five Hospitals in Ghana. *Journal of Environmental and Public Health*, *2020*, 1–14. https://doi.org/10.1155/2020/2934296

Menezes, C. F., & Situba, N. D. santos. (2020). Os resíduos sólidos hospitalares na cidade de Eirunepé - Amazonas. *Revista Monografias Ambientais*, *1*, 3. https://doi.org/10.5902/2236130841134

Navazeshkhah, F., Mousavi, S. A., Almasi, A., Amini, J., Moradi, P., & Janjani, H. (2019). Assessment of waste management status in educational hospitals affiliated with Kermanshah University of Medical Sciences. *Environmental Quality Management*, *28*(3), 71–75. https://doi.org/10.1002/tqem.21621

Vela Saavedra, R., Coronel Alarcón, A., & Palomino Alvarado, G. del P. (2021). Disposición final de residuos sólidos hospitalarios. *Ciencia Latina Revista Científica Multidisciplinar*, *5*(3), 2622-2646. https://doi.org/10.37811/cl_rcm.v5i3.478

II.- Libro en línea

Organización Mundial de la Salud. (2014). *Safe management of wastes from health-care activities.* Recuperado de http://www.searo.who.int/srilanka/documents/safe_management_of_wastes_from_healthcare_activities.pdf?ua=1

III.-Trabajos de Grado

Álvarez Carteño, P. (2008). *Crítica a la implementación de sanciones sobre el manejo de residuos biológicos infecciosos (Hospitalarios)*. (Trabajo de grado, Universidad Latina). Recuperado de file:///C:/Users/USER/Desktop/Levantamiento%20TESIS%20MIRKO/Tesis%20Digital%20-%20rESIDUOS.html

Aranibar Tapia, S. B. (1997). *Gestión ambiental de los residuos hospitalarios a nivel del área Metropolitana de Lima y Callao.* (Trabajo de grado, Universidad Nacional Mayor de San Marcos). Recuperado de http://cybertesis.unmsm.edu.pe/bitstream/cybertesis/1074/1/aranibar_ts.pdf

Cifuentes, C. (2008). *Gestión ambiental de residuos sólidos hospitalarios del Hospital Cayetano Heredia.* (Trabajo de grado, Universidad Nacional Mayor de San Marcos). Recuperado de http://sisbib.unmsm.edu.pe/bibvirtual/publicaciones/geologia/v12_n23/pdf/a03v12n23.pdf

Cortés Giutta, R. (2004). *Cumplimiento normativo de la gestión del manejo de desechos sólidos hospitalarios en la Clínica de Jicaral de Puntarenas.* (Tesis de maestría, Universidad Estatal a Distancia). Recuperado de http://repositorio.uned.ac.cr/reuned/bitstream/120809/1094/1/Manejo%20de%20desechos%20solidos%20hospitalarios%20en%20la%20Clinica%20de%20Jicaral%20de%20Puntarenas%20.pdf

Loayza Berrocal, L. A. & Nava Torres, C. A. (2012). *Impacto económico del tratamiento y gestión de los residuos sólidos producidos por el hospital militar central – lima.* (Tesis de maestría, Universidad Nacional de Ingeniería). Recuperado de http://cybertesis.uni.edu.pe/bitstream/uni/1351/1/loayza_bl.pdf

Rojas, Ivo & Pérez, David (2015). *Gerenciamiento de la contaminación por residuos sólidos hospitalarios para el control y minimización de riesgos sanitarios - Caso: Hospital Amazónico de Yarinacocha, 2013 – 2014.* (Trabajo de grado). Universidad Nacional de Ucayali, Perú.

Vergara Suarez, J. E. (2008). *Evaluación ambiental del manejo y técnicas de tratamiento de los residuos sólidos hospitalarios peligrosos.* (Trabajo de grado, Universidad de Sucre). Recuperado de http://repositorio.unisucre.edu.co/bitstream/001/289/2/363.72876V494.pdf

IV.- Estudios

CEPIS. (1994). *Guía para el manejo interno de residuos sólidos en centros de atención de salud.* Lima, Perú. Recuperado de http://www.bvsde.paho.org/cdrom-repi86/fulltexts/bvsacd/scan/029075/029075-01.pdf

Hospital Cayetano Heredia. (2008). *Gestión ambiental de residuos sólidos hospitalarios del Hospital Cayetano Heredia*. Lima, Perú. Recuperado de http://sisbib.unmsm.edu.pe/bibvirtual/publicaciones/geologia/v12_n23/pdf/a03v12n23.pdf

Huancas, E. (2010). *Plan de gestión de residuos sólidos hospitalarios de la Ciudad de Chiclayo.* Chiclayo, Perú. Recuperado de https://es.scribd.com/doc/30555783/Manejo-de-Residuos-Solidos-Hospitalarios-Mblgo-Erick-Estrada-Huancas

Martínez, M. (2000). *Experiencia en el manejo de los residuos sólidos hospitalarios*. Medellín, Colombia.

Ministerio de Salud del Perú (MINSA, 1998). *Tecnologías de tratamiento de residuos sólidos de establecimientos de salud*. Lima, Perú. Recuperado de http://bvs.minsa.gob.pe/local/minsa/1740.pdf

Ministerio de Salud del Perú (MINSA, 1999). *Programa de fortalecimiento de servicios de salud - Administración de residuos sólidos hospitalarios.* Lima, Perú. Recuperado de http://www.minsa.gob.pe/publicaciones/pdf/administracion%20de%20rsh.pdf

Takahashi Santos, K. & Viter Mendoza, W. (2009). *Adecuado manejo y tratamiento de los residuos sólidos contaminados*. Lima, Perú.

USAID. (2006). *Manuales ambientales - manejo de residuos sólidos hospitalarios.* La Paz, Bolivia. Recuperado de https://es.slideshare.net/LuisTorres29/residuos-hospitalarios-12838985

Vásquez Hidalgo, A. (1999). *Propuesta de intervención en la gestión y manejo de residuos sólidos.* León, Chile. Recuperado de https://es.scribd.com/doc/27305713/Manejo-y-Gestion-de-Residuos-Solidos

V.- Normas Jurídicas

Congreso de Perú. (20 de julio del 2000) Ley General de Residuos Sólidos. [Ley 27314 de 2000]. Recuperado de file:///C:/Users/USER/Downloads/1519.pdf

Ministerio de Salud del Perú. (03 de julio del 2012) Norma Técnica de Salud "Gestión y Manejo de Residuos Sólidos en Establecimientos de Salud y Servicios Médicos de Apoyo". [Norma Técnica de Salud 096-MINSA/DIGESA V.01. de 2012]. Recuperado de ftp://ftp2.minsa.gob.pe/normaslegales/2012/RM554-2012-MINSAa.pdf

Ministerio de Salud del Perú. (06 de julio del 2012) Norma Técnica de Salud "Gestión y Manejo de Residuos Sólidos en Establecimientos de Salud y Servicios Médicos de Apoyo". [Resolución Ministerial 554-2012/MINSA de 2012]. DO: 470095-470096.

V.- Páginas de internet

Organización Mundial de la Salud. (Noviembre, 2015). Desechos de las actividades de atención sanitaria. Recuperado de http://www.who.int/mediacentre/factsheets/fs253/es/

Organización Mundial de la Salud. (s.f.). Desechos médicos. Recuperado de http://www.who.int/topics/medical_waste/es/

Organización Mundial de la Salud. (Abril de 2014). Gestión de desechos médicos. *Serie "de un vistazo".* Recuperado de http://www.who.int/topics/medical_waste/gestion_desechos_medicos.pdf?ua=1

ANEXOS

ANEXO 1

Pedido de Información al Director de la Red Asistencial EsSalud - Hospital II Tarapoto – Fecha 27/04/17

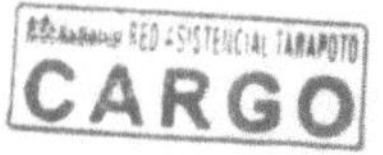

AREA AÑO CORRELATIVO
1281 2016 NIT 28149

"*Año de la Consolidación del Mar de Grau*"

27 ABR 2016

Tarapoto, 27 de abril de 2016

Sr.
DAVID MIGUEL ÁNGEL GONZALES VEGA
Director Hospital II - EsSalud - Red Asistencial de Tarapoto

Asunto: Solicito Información Pública en Materia Ambiental: Gestión y manejo de los residuos sólidos hospitalarios del Hospital II - EsSalud - Red Asistencial de Tarapoto

Mirko Juniors Morales Ramirez con DNI N° 45935246, egresado de la Escuela de Post Grado de la Universidad Nacional de Ucayali, en el marco de la Ley Ambiental -Acceso a la Información Ambiental- a efectos de obtener información para mi investigación científica de post grado denominada: *"Aplicación de la NTS N° 096-MINSA/DIGESA V.01. Norma técnica de salud de gestión y manejo de residuos sólidos en establecimientos de salud, en la Red Asistencial EsSalud - Hospital II Tarapoto y en el Hospital Amazónico de Yarinacocha, en los años 2013 – 2014"*, me presento y solicito información sobre la gestión y manejo de los residuos sólidos hospitalarios[1] de la entidad que dirige.

I.- **Pedido de Información:** Solicito me brinde la siguiente información:

1. Conformación del Comité de Gestión y Manejo de Residuos Sólidos Hospitalarios.
   - Resolución de Aprobación (Años 2013, 2014, y 2015).

2. Contenido del Plan de Gestión y Manejo de Residuos Sólidos Hospitalarios.
   - Resolución de Aprobación (Años 2013, 2014, y 2015)

3. Copia de la Declaración Anual del Manejo de Residuos Sólidos de los años 2013, 2014 y 2015, adjuntando el documento sustentario y cargo de recepción.

4. Copia de los Manifiestos mensualizado o anual del manejo de residuos sólidos peligrosos de los años 2013, 2014 y 2015.

5. Copia de las Listas de Verificación de manejo de residuos sólidos empleadas en los años 2013, 2014 y 2015.

6. Informar sobre algún Programa de Control y Monitoreo de los residuos sólidos en los años 2013, 2014 y 2015

7. Empresa prestadora de servicios de residuos sólidos (EPS-RS)
   - Señalar y documentar que empresa realizó la disposición final de los residuos sólidos hospitalarios de la entidad en los años 2013, 2014 y 2015.

[1] *Décima Disposición Complementaria, Transitoria y Final de la Ley N.° 27314, Ley General de Residuos Sólidos. Son aquellos residuos generados en los procesos y en las actividades para la atención e investigación médica en establecimientos como: hospitales, clínicas, centros y puestos de salud, laboratorios clínicos, consultorios, entre otros. Estos residuos se caracterizan por estar contaminados con agentes infecciosos o que pueden contener altas concentraciones de microorganismos que son de potencial peligro, tales como: agujas hipodérmicas, gasas algodones, medios de cultivo, órganos patológicos, restos de comida, papeles, material de laboratorio, entre otros.*

8. Sobre capacitación sobre la NTS N° 096-MINSA/DIGESA V.01. (Año 2013 y 2014)
   - Al personal, señalar: Fechas, tema y cantidad de asistentes. (Adjuntar lista de participantes)
   - A la sociedad civil, señalar: Fechas, tema y cantidad de asistentes. (Adjuntar lista de participantes)

9. Informar si la entidad contó con Asistencia Técnica para implementar la NTS N° 096-MINSA/DIGESA V.01. (Año 2013 y 2014)

10. Sobre el conocimiento de la NTS N° 096-MINSA/DIGESA V.01
    - Maestría, Cursos, Diplomados seguidos por el titular responsable y personal vinculado en la materia.
    - Evaluación realizada por el Comité.

11. Se cuenta con un Diagnóstico Inicial de los Residuos Sólidos Hospitalarios (Año 2013 y 2014)
    - Formulado y presentado a partir de la vigencia de la NTS N° 096-MINSA/DIGESA V.01.
    - Caracterización de residuos por servicio brindado.
      - ✓ Clases de Residuos
      - ✓ Volúmenes
    - Aspectos Administrativos y Operativos
      - ✓ Número de trabajadores (Si se realiza el manejo por parte de la entidad).
        - Indumentaria
        - Turno
      - ✓ Frecuencia de limpieza
      - ✓ Enfermedades más frecuentes
      - ✓ Accidente frecuentes por el manejo de residuos solidos
    - Problemas en el manejo interno y externo de los residuos sólidos a lo largo de las etapas de manejo.

12. Informar sobre el tratamiento de residuos sólidos que empleó la entidad en los años 2013, 2014 y 2015.

II.- **Cuestionario:** Así mismo mucho agradeceré se sirva rellenar el cuestionario adjunto.

III.- **Entrevista – Visita:** A efectos de conocer la posición institucional frente a la problemática actualmente, mucho agradeceré se pueda coordinar una entrevista con su persona o con el responsable del tema; así mismo se me brinde las facilidades para el registro fotográfico de los ambientes de almacenamiento (primario, intermedio, final) de los residuos sólidos de la entidad.

Finalmente, para cualquier comunicación se puede hacer al RPM #948677751.

Agradeciendo de antemano la pronta atención al presente, aprovecho la oportunidad para renovar a usted los sentimientos de mi consideración.

Atentamente,

Abog. Mirko Juniors Morales Ramirez
Egresado de la Escuela de Post Grado – UNU
Maestría en Medio Ambiente, Gestión Sostenible y Responsabilidad Social

ANEXO 2

Pedido de Información a la Directora del Hospital Amazónico de Yarinacocha – Fecha 28/04/17

"*Año de la Consolidación del Mar de Grau*"

MINISTERIO DE SALUD
DIRESAH - RPS - RBU
HOSPITAL AMAZONICO
TRAMITE DOCUMENTARIO
28 ABR 2016
REGISTRO Pucallpa, 28 de abril de 2016
HORA 8:55
FIRMA

Sra.
ELENA ALVAN CARDENAS
Directora del Hospital Amazónico de Yarinacocha

Asunto: Solicito Información Pública en Materia Ambiental. Gestión y manejo de los residuos sólidos hospitalarios del Hospital II - EsSalud - Red Asistencial de Tarapoto

Mirko Juniors Morales Ramirez con DNI N° 4593524 , egresado de la Escuela de Post Grado de la Universidad Nacional de Ucayali, en el marco de la Ley Ambiental -Acceso a la Información Ambiental- a efectos de obtener información para mi investigación científica de post grado denominada: "*Aplicación de la NTS N° 096-MINSA/DIGESA V.01 Norma técnica de salud de gestión y manejo de residuos sólidos en establecimientos de salud, en la Red Asistencial EsSalud - Hospital II Tarapoto y en el Hospital Amazónico de Yarinacocha, en los años 2013 – 2014*", me presento y solicito información sobre la gestión y manejo de los residuos sólidos hospitalarios[1] de la entidad que dirige.

I.- <u>Pedido de Información:</u> Solicito me brinde la siguiente información:

1. Conformación del Comité de Gestión y Manejo de Residuos Sólidos Hospitalarios.
   - Resolución de Aprobación (Años 2013, 2014, y 2015).
2. Contenido del Plan de Gestión y Manejo de Residuos Sólidos Hospitalarios.
   - Resolución de Aprobación (Años 2013, 2014, y 2015)
3. Copia de la Declaración Anual del Manejo de Residuos Sólidos de los años 2013, 2014 y 2015, adjuntando el documento sustentario y cargo de recepción.
4. Copia de los Manifiestos mensualizado o anual del manejo de residuos sólidos peligrosos de los años 2013, 2014 y 2015.
5. Copia de las Listas de Verificación de manejo de residuos sólidos empleadas en los años 2013, 2014 y 2015.
6. Informar sobre algún Programa de Control y Monitoreo de los residuos sólidos en los años 2013, 2014 y 2015
7. Empresa prestadora de servicios de residuos sólidos (EPS RS)
   - Señalar y documentar que empresa realizó la disposición final de los residuos sólidos hospitalarios de la entidad en los años 2013, 2014 y 2015.

---

[1] *Décima Disposición Complementaria, Transitoria y Final de la Ley N. 27314, Ley General de Residuos Sólidos.*
Son aquellos residuos generados en los procesos y en las actividades para la atención e investigación médica en establecimientos como: hospitales, clínicas, centros y puestos de salud, laboratorios clínicos, consultorios, entre otros. Estos residuos se caracterizan por estar contaminados con agentes infecciosos o que pueden contener altas concentraciones de microorganismos que son de potencial peligro, tales como: agujas hipodérmicas, gasas algodones, medios de cultivo, órganos patológicos, restos de comida, papeles, material de laboratorio, entre otros.

8. Sobre capacitación sobre la NTS N° 096-MINSA/DIGESA V.01. (Año 2013 y 2014)
   - Al personal, señalar: Fechas, tema y cantidad de asistentes. (Adjuntar lista de participantes)
   - A la sociedad civil, señalar: Fechas, tema y cantidad de asistentes. (Adjuntar lista de participantes)

9. Informar si la entidad contó con Asistencia Técnica para implementar la NTS N° 096-MINSA/DIGESA V.01. (Año 2013 y 2014)

10. Sobre el conocimiento de la NTS N° 096-MINSA/DIGESA V.01
    - Maestría, Cursos, Diplomados seguidos por el titular responsable y personal vinculado en la materia.
    - Evaluación realizada por el Comité.

11. Se cuenta con un Diagnóstico Inicial de los Residuos Sólidos Hospitalarios (Año 2013 y 2014)
    - Formulado y presentado a partir de la vigencia de la NTS N° 096-MINSA/DIGESA V.01.
    - Caracterización de residuos por servicio brindado.
      - ✓ Clases de Residuos
      - ✓ Volúmenes
    - Aspectos Administrativos y Operativos
      - ✓ Número de trabajadores (Si se realiza el manejo por parte de la entidad).
        - Indumentaria
        - Turno
      - ✓ Frecuencia de limpieza
      - ✓ Enfermedades más frecuentes
      - ✓ Accidente frecuentes por el manejo de residuos solidos
    - Problemas en el manejo interno y externo de los residuos sólidos a lo largo de las etapas de manejo.

12. Informar sobre el tratamiento de residuos sólidos que empleó la entidad en los años 2013, 2014 y 2015.

II.- <u>**Cuestionario:**</u> Así mismo mucho agradeceré se sirva rellenar el cuestionario adjunto.

III.- <u>**Entrevista – Visita:**</u> A efectos de conocer la posición institucional frente a la problemática actualmente, mucho agradeceré se pueda coordinar una entrevista con su persona o con el responsable del tema; así mismo se me brinde las facilidades para el registro fotográfico de los ambientes de almacenamiento (primario, intermedio, final) de los residuos sólidos de la entidad.

Finalmente, para cualquier comunicación se puede hacer al RPM #948677751.

Agradeciendo de antemano la pronta atención al presente, aprovecho la oportunidad para renovar a usted los sentimientos de mi consideración.

Atentamente,

Abog. Mirko Juniors Morales Ramirez
Egresado de la Escuela de Post Grado – UNU
Maestría en Medio Ambiente, Gestión Sostenible y Responsabilidad Social

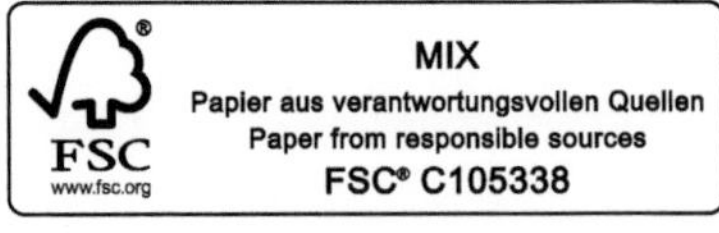

Printed by Books on Demand GmbH, Norderstedt / Germany